■ 名老中医经验传承研究、传承工作室建设示范读本
■ "十二五"国家支撑计划
■ "名老中医临床经验、学术思想传承研究"项目成果集

名老中医

# 经验传承共性方法示范研究

| 主　　编 | 王志勇 | 李振吉 | | | |
|---|---|---|---|---|---|
| 副 主 编 | 李　昱 | 孙塑伦 | 贺兴东 | 姚乃礼 | 翁维良 |
| | 孙光荣 | 王思成 | | | |
| 执行副主编 | 邱　岳 | 徐春波 | 徐　浩 | 王玉光 | 张润顺 |
| | 樊小农 | 张德政 | 陶有青 | 顾晓静 | |
| 编　　委 | 王志勇 | 李振吉 | 李　昱 | 王思成 | 孙塑伦 |
| | 贺兴东 | 姚乃礼 | 翁维良 | 孙光荣 | 邱　岳 |
| | 贺晓路 | 徐春波 | 徐　浩 | 王玉光 | 张润顺 |
| | 樊小农 | 张德政 | 王　煜 | 郭淑云 | 李　靖 |
| | 焦　扬 | 邹忆怀 | 王金榜 | 谭　勇 | 王麟鹏 |
| | 崔　炎 | 乔晋琳 | 申春悌 | 王彩华 | 冯　玲 |
| | 李秀惠 | 颜　新 | 薛燕星 | 刘　健 | 马家驹 |
| | 邱　禹 | 韩　亮 | 刘　强 | 陶有青 | 顾晓静 |
| | 周亚男 | 穆倩倩 | | | |

人民卫生出版社

**图书在版编目（CIP）数据**

名老中医经验传承共性方法示范研究 / 王志勇，李振吉主编.
—北京：人民卫生出版社，2018

ISBN 978-7-117-27263-6

Ⅰ.①名… Ⅱ.①王… ②李… Ⅲ.①中医临床 - 经验 -
中国 - 现代 Ⅳ.①R249.7

中国版本图书馆 CIP 数据核字（2018）第 182145 号

| 人卫智网 | www.ipmph.com | 医学教育、学术、考试、健康，购书智慧智能综合服务平台 |
| --- | --- | --- |
| 人卫官网 | www.pmph.com | 人卫官方资讯发布平台 |

**名老中医经验传承共性方法示范研究**

主　　编：王志勇　李振吉
出版发行：人民卫生出版社（中继线 010-59780011）
地　　址：北京市朝阳区潘家园南里 19 号
邮　　编：100021
E - mail：pmph @ pmph.com
购书热线：010-59787592　010-59787584　010-65264830
印　　刷：北京画中画印刷有限公司
经　　销：新华书店
开　　本：710×1000　1/16　印张：9
字　　数：166 千字
版　　次：2018 年 12 月第 1 版　2018 年 12 月第 1 版第 1 次印刷
标准书号：ISBN 978-7-117-27263-6
定　　价：45.00 元

打击盗版举报电话：010-59787491　E-mail：WQ @ pmph.com
（凡属印装质量问题请与本社市场营销中心联系退换）

# 前 言

《国家中长期科学和技术发展规划纲要（2006—2020年）》《中医药创新发展规划纲要（2006—2020年）》将"中医药传承研究"列入优先领域重点研究内容，要求开展名老中医学术思想、临床经验和辨证论治方法的总结研究。2009年《国务院关于扶持和促进中医药事业发展的若干意见》提出推进中医药继承与创新，系统研究一批当代名老中医药专家学术思想、临证经验和技术专长；2015年习近平总书记在中国中医科学院成立60周年贺信中提到，要把中医药宝贵财富继承好、发展好、利用好。2016年国务院《中医药发展战略规划纲要（2016—2030年）》、国家中医药管理局《中医药发展"十三五"规划》，要求实施中医药传承工程，全面系统继承当代名老中医药专家学术思想和临床诊疗经验，总结中医优势病种临床基本诊疗规律，挖掘民间中医诊疗技术和方药。

开展名老中医临床经验、学术思想传承研究，从鲜活的临证经验中汲取营养，对促进整个中医药行业发展、促进中医药理论体系发展创新、提升中医药临床诊疗水平、培养优秀青年中医等有着战略性意义。"十五""十一五"期间连续开展"名老中医学术思想、经验传承研究"项目，共纳入210位名老中医，着重于原汁原味地采集和保存名老中医医案数据资源，探索并丰富名老中医临证经验分析挖掘方法研究。通过研究，共保存从师医案4万余份、典型医案6000余份，有效方药300多首，以及名中医学术思想、临床思辨特点、成才之路、养生保健等大量信息资料和研究报告。

"十二五"国家科技支撑计划项目进一步开展名老中医临床经验、学术思想传承研究，以传承名医经验、发展中医学术、创新中医理论为目的，符合国家的发展思路和任务要求。项目从传承和应用两部分问题入手。一是以解决传承问题为主线，从社会学、方法学角度进一步深化对名老中医传承内涵的研究。围绕名老中医辨证方法、治则治法、诊疗技术、有效方药四个方面，重点开展17位名老中医临床经验、学术思想研究，将定性研究与定量研究相结合，研究形成了名老中医经验传承共性技术研究方法；总结提炼名老中医的独特辨证方法、特色治则治法、特色诊疗技术、特色有效方药，形成可供临床推广应用的传承规范和共性技术研究方法。二是从名老中医临床经验社会服务入手，建设名老中医学术经验国家服务平台，集"信息采集-数据管理-知识检索-分析挖掘-名医经验可视化展示"等功能与一体，旨在为查询学习、辅助诊疗、养生保健以及指导青年中医成才提供专业化、方便快捷的知识服务；研制临床一线跟师人员信息采集实用软件，实现传承研究成果的社会化服务和大范围的推广，提高传承应用效率。

在项目研究过程中，两条主线都是以成果产品化为导向。在共性方法层面形成了名老中医学术经验传承研究成果集之方法篇(《名老中医经验传承共性方法示范研究》)与应用篇(《十七位名老中医特色经验临床应用规范》)。前者将定性研究应用到名医经验传承研究中，形成一套完整的研究方法学体系，指导研究型传承工作的深入开展；后者形成17位名老中医传承应用规范，扩大名医经验临床应用范围，有利于培养新一代名医。

本书内容共分为四大部分，分别从名老中医独特辨证方法、治则治法、诊疗技术、有效方药四个类型入手，涵盖源流与发展、传承研究方法等内容，系统地阐释四种类型的共性技术研究方法，以期对将来同类型研究的开展起到指导作用。名医经验传承研究方法学尚处于探索阶段，对名老中医思维方式、辨证思路等深入研究还有待于新方法、新技术的应用，目前的研究方法尚有不足之处，恳望同道及广大读者不吝赐教。

本书编写过程中，得到了国家科技支撑计划课题"名老中医经验传承研究方法与评价研究"(2013BAI13B05)支持。本书可供开展名老中医学术思想及临证经验传承研究、传承工作室建设时使用。

编　者

2017年6月

# 目 录

第一章　名老中医独特辨证方法传承研究 …………………………… 1

第一节　辨证方法的源流与发展 ……………………………………… 1

一、中医证候及辨证的源流 …………………………………………… 1

二、中医辨证方法的特点 ……………………………………………… 3

三、中医辨证方法的思维模式 ………………………………………… 3

四、辨证方法的传承与发展 …………………………………………… 4

五、名老中医独特辨证方法 …………………………………………… 7

六、辨证方法研究的问题与思考 ……………………………………… 7

第二节　辨证方法的传承研究方法 …………………………………… 8

一、辨证方法类研究思路 ……………………………………………… 8

二、辨证方法类研究方法 ……………………………………………… 9

三、辨证方法类研究结果表达 ………………………………………… 15

四、辨证方法类研究成果传承应用 …………………………………… 16

第二章　名老中医特色治则治法传承研究 …………………………… 18

第一节　治则治法源流和发展 ………………………………………… 18

一、治则治法有理论源流 ……………………………………………… 18

二、治则治法概念及体系 ……………………………………………… 18

三、治则治法的历史沿革 ……………………………………………… 19

四、名老中医治则治法的传承研究现状 ……………………………… 22

五、治则治法传承的实质是名老中医临床思维 ……………………… 25

六、治则治法源自于病证、病机的独特把握 ………………………… 26

七、治则治法构建了中医临床治疗体系 ……………………………… 28

八、治则治法研究意义 ………………………………………………… 29

九、治则治法当前研究存在的问题及展望 …………………………… 29

第二节　治则治法的传承研究方法 …………………………………… 32

一、治则治法研究的方法学现状及困境 ……………………………… 32

　　二、定性研究在名老中医经验传承方面的优势 ……………………… 33

　　三、中医传承中已经蕴含着定性研究方法内容 ………………………… 34

　　四、名老中医经验传承需要定性研究方法 …………………………… 35

　　五、名老中医特色治则治法关键技术的凝练与整理 …………………… 38

　　六、以李士懋教授汗法研究为例 ……………………………………… 38

　　七、小结 ………………………………………………………………… 53

第三章　名老中医特色诊疗技术传承研究 …………………………………… 55

　第一节　诊疗技术的概况与发展 ……………………………………………… 55

　　一、诊疗技术的概况 …………………………………………………… 55

　　二、诊疗技术的发展 …………………………………………………… 56

　　三、诊疗技术研究存在的问题 ………………………………………… 66

　　四、诊疗技术研究方向 ………………………………………………… 69

　第二节　诊疗技术的传承研究方法 …………………………………………… 69

　　一、诊疗技术类研究思路及方法 ……………………………………… 69

　　二、诊疗技术类研究结果表达 ………………………………………… 77

　　三、诊疗技术类研究成果传承应用 …………………………………… 81

第四章　名老中医特色有效方药传承研究 ………………………………… 86

　第一节　有效方药的源流与发展 ……………………………………………… 86

　　一、有效方药的概念 …………………………………………………… 86

　　二、名老中医有效方药的分类 ………………………………………… 87

　　三、有效方药的源流与发展 …………………………………………… 87

　　四、有效方药的现代研究概况 ………………………………………… 89

　第二节　有效方药的传承研究方法 …………………………………………… 97

　　一、有效方药类研究思路 ……………………………………………… 97

　　二、有效方药发现研究方法 …………………………………………… 100

　　三、不同研究阶段的名老中医有效经验方研究方法 ………………… 118

　　四、有效方药研究结果表达 …………………………………………… 125

　　五、有效方药发现及传承的效果评价 ………………………………… 128

　　六、名老中医有效经验方传承研究应注意的其他问题 ……………… 129

# 第一章

# 名老中医独特辨证方法传承研究

## 第一节 辨证方法的源流与发展

中医学是我国传统文化的瑰宝，在漫长的历史发展过程中形成了独特的理论体系和丰富的临床诊疗经验。辨证论治是中医学认识疾病和治疗疾病的基本原则，中医辨证是临床诊疗过程的核心，并在辨证过程中形成了一系列独特的辨证方法，在中医学立法处方、诊疗疾病中发挥重要作用。

### 一、中医证候及辨证的源流

#### （一）证候的源流

证候，是指在中医理论指导下，对疾病演变状态和方式的概括和描述。主要是指具有内在关联的一系列症状、体征和生物学特征的总体。这一概念具有时间性，且是动态变化的。最早在《黄帝内经》中，有关证候的描述初具雏形。《素问·至真要大论》关于"病机十九条"的描述，把疾病某些类同的证候，归纳于某一病因或某一脏腑的范围内，以此作为辨证求因依据。至东汉，张仲景在《伤寒杂病论》中通过特定症状组合来反映疾病的内在本质，确定了证候的理论体系，如原文提到："往来寒热，胸胁苦满，默默不欲饮食，心烦喜呕，或胸中烦而呕，或渴，或腹中痛，或胁下痞鞭，或心下悸，小便不利，或不渴，身有微热或咳者。"总结了少阳证的证候表现。至隋唐时期，在诸多医家的论著中，更为全面、系统地论述了疾病病机及其更复杂的症状表现。宋金元时期，证候的内涵得到进一步发展，各派医家根据自身的临证诊疗经验，在实践的基础上进一步对理论进行探索和完善，形成了以证候推导病机，进而根据病机指导用药的诊疗机制，初步达到了透过现象（证候）探求本质（病机）的新层次。明清时期，证候研究最终形成科学的理论，经不断认识和深化，最终建立了完善的证候体系。

当代，随着科学技术的发展，现代医学在病理生理方面研究的卓越成就，也进一步推动了传统医学对证候研究的进展。自 20 世纪 50 年代初，任应秋先生明确提出中医"辨证论治"的概念以及指出中医证候与西医症状的不同后,证候的研究更加深入和丰富。20世纪70年代,陈可冀院士率先提出了"中医整体观念与现代科学分子水平相结合"的观点,倡导将传统中医宏观辨证与现代医学的理化检查相结合,进一步为临床提供可量化的辨证依据。此后,引起了对证候本质探讨的热潮,对证候客观化、微观化的研究深入开展,研究指标遍及器官、组织、细胞、分子等水平。中医证候动物模型的建立更是加深了对证候物质基础认识,成为探究疾病的发生机理的重要途径。近年来,证候规范化研究开展地如火如荼,研究者不断提出了证候现代研究的新模式,包括病证结合、微观辨证、证素辨证等。中医证候研究作为中医药现代化的关键环节,在整个中医药理论体系中始终处于核心的地位,关于证候的有关问题仍为中医基础和临床研究的重点与热点。

### (二)辨证的源流

中医辨证的形成和发展源远流长,历代医家在探索的道路上不断推动着中医辨证体系的发展和完善。《黄帝内经》中记载了丰富的辨证学内容,为后世各种辨证方法的形成和发展奠定了基础。《素问·刺要论》记载"病有浮沉,刺有浅深,各至其理,无过其道。"指出要以不同部位辨证。《素问·至真要大论》以病机十九条为例,说明根据证候表现分析判断病因、病位和性质的辨证方法,以及在辨证过程中必须重视辨析证候异同的精神,基本概括了临床辨证的原则和方法。

东汉以后,诸多医家结合理论心得和实践体会,针对不同病证丰富和完善了辨证理论体系。分别对脏腑、八纲、六经、卫气营血、三焦等辨证论治理论体系进行深入研究,并不断充实发展,使辨证体系由总体概括逐渐细化,展现出异彩纷呈的辨证方法。东汉·张仲景《伤寒杂病论》中提到:"病有发热恶寒者,发于阳也;无热恶寒者,发于阴也。"指出根据证候区分病变部位。《金匮要略》也记载:"病者腹满,按之不痛为虚,痛者为实,可下之。"提出根据症状辨清虚实,形成了八纲辨证的雏形。张仲景《伤寒论》也创立了"六经辨证",并在《金匮要略》中奠定了"脏腑辨证"的基础,确立了中医辨证论治体系。至宋代,《景岳全书》中八纲辨证最终形成。此后,清·叶天士结合前人的理论创立卫气营血辨证,吴鞠通倡导三焦辨证。随着中医理论的不断发展,历代医家在前人基础上又逐渐创立了经络、病因、气血津液等辨证方法,构建了传统辨证方法体系,使中医对辨证的认识不断得到丰富和深化。

中医在漫长的历史发展过程中,辨证的发展从萌芽到形成,由综合转向分化,辨证纲领由约而博,其内容渐趋细致,最终中医辨证体系形成并不断地完善发展。迄今为止,中医传统辨证在指导临床实践中仍发挥着重要作用。

## 二、中医辨证方法的特点

中医辨证方法是医生识别证候、探求病因、分辨病位、区别病性、审察病机和病变趋势的具体手段。随着中医学理论体系的不断丰富和发展,形成了独具特色的中医辨证思维和辨证方法体系,是临床诊疗疾病的重要环节,具有以下几方面的特点。

### (一)重视整体,思辨结合

中医辨证正确合理地运用辨证思维,善于综合考察病人各方面的情况,注重结合发病条件、起病过程、具体症状的前后变化。重视具体分析病人对各种致病因素的反应,强调病变阶段邪正斗争的结果。细辨机体失调状态,注意症状的特点,充分遵循"三因制宜"的原则,辨清"同病异证"和"异病同证"。中医辨证方法具有综合判断与具体分析、注重整体与灵活思辨的特点。

### (二)驭繁就简,突出重点

中医辨证能正确处理临证资料,从全面详细却又纷繁复杂的资料,包括病因、病史、症状、体征、环境因素的变化中,立足于疾病现阶段的发展,辨别因果,分清轻重缓急,区别主次,抓住主要症状,据此揭示特定阶段病变的本质。中医辨证具有突出重点,关注疾病动态演变的特点。

### (三)以证为据,辨病求本

中医辨证能从构成不同的证候和症状的组合关系中,透过疾病的症状和体征等表现,找出该证候所反映的疾病本质。运用恰当的辨证方法,立足于一些突出的主要症状,由此及彼地将其与其他症状联系起来进行全面分析,辨别这些症状相互间是否构成一定的证候,并由症状之表象,揭示病变内在的本质。

## 三、中医辨证方法的思维模式

辨证论治是中医药临床诊疗的核心理论和重要方法。自古至今,随着中医学的不断发展,中医辨证思维模式不断完善,结合现代技术手段引入,中医辨证思维也逐渐形成一套由提取辨证元素至形成辨证程序完整的思辨体系,具体由逐层深入的 5 个环节构成:

1. **四诊审证**　四诊是在中医理论的指导下,医生以整体观念为基础,在感官所及的范围内,直接地获取信息,并即刻进行分析综合,及时做出判断,具有直观性和朴素性的特点。我们通过四诊合参的方式,获取关于疾病全面的诊疗信息,包括症状、体征及舌脉等,并区分主、次症状。名老中医的特色之处在于能够在四诊采集信息时具有其独特性和目的性,比如陈可冀院士冠心病"血瘀证"的辨证方法,名老中医王自立教授提出的"脾色环唇"的辨证方法,均是注重在四诊采集信息时,在常规诊疗经验的基础上发现表现特殊的临床征象,形成了自己独具特色的诊疗经验。

2. **审症求因**　中医讲求治病求因,宋代陈言在《三因极一病证方论》中,将病因分为内因、外因、不内外因三类,名老中医独特的辨证思维具体体现在追究病因的准确性,更重视审症求因,顺藤摸瓜,从病因上治病之根本。吕仁和教授提出了慢性肾脏病"肾络癥瘕证"的辨证方法,认为慢性肾脏病乃体质因素加以情志、饮食失调等,久病致虚基础上,久病入络,气虚血瘀,痰郁热瘀互相胶结,则可在肾之络脉形成癥瘕,使肾体受损、肾用失司所致。总结出内外因相结合导致的疾病特点,从而顺势而治。

3. **辨明病机**　基于中医传统辨证理论体系以及现代辨证方法的发展,包括八纲辨证、脏腑辨证、六经辨证、微观辨证、病证结合等,从不同角度深入挖掘疾病发展的机理,审病因,明病机,全面剖析病机以及其存在的合理性和准确性,为进一步诊疗提供依据。

4. **明机立法**　通过上述一系列的思辨过程,基本确立了疾病的病因病机,最后的关键环节即是确立准确的治法治则,根据对病因病机的分析,明辨病因、病位、病性、病机,确定相应的治法治则。

5. **遣药组方**　作为最后的至关重要环节,根据确立的治法治则,准确的选用适当的方药,是取得满意的临床疗效的关键因素。

综上所述,中医辨证思维是一个具有完整的辨证方法体系,在每个环节中都发挥着必不可少的作用,每一次完整的辨证论治的形成都依赖深厚的中医理论基础和辨证方法的应用,因此名老中医独特的辨证体系是中医专家经过多年的诊疗经验形成的独具特色的诊疗方法,其对每一个环节把握的深度以及独特的理解,需要我们传承和发展。

## 四、辨证方法的传承与发展

### (一)辨证方法的传承

随着时代的进步和中医临床实践的深入开展,历代医家在继承前人的基础上不断创新,逐渐形成丰富多彩的辨证方法。传统中医辨证方法已形成完整的理论体系,各种辨证方法有不同的适用范围和特点,是历代医家总结各自临床经验并不断发展和完善的结果。中医传统辨证方法从不同角度总结了证候的演变规律,为指导临床实践做出了重要贡献。自东汉张仲景创立辨证论治方法以来,形成并发展了包括八纲辨证、脏腑辨证、六经辨证、卫气营血辨证、三焦辨证、病因辨证、经络辨证等方法。传统的辨证方法病情资料来源于临床对病人表征状态的全面诊察,对于促进中医理论研究和临床诊疗水平均具有重要的应用价值,尤其是对于中医初学者中医思维的培养以及辨证体系的形成具有重要的指导意义,并在临床诊疗中广泛应用。

**（二）辨证方法的现代发展**

随着现代科学技术手段的迅速发展以及中医理论的不断完善,传统辨证方法在临床应用中不足之处也日益凸显。近年来,随着对中医理论研究的日益深入,现代医家对中医辨证体系进行了更深入的发展,以临床影像学、病理生理学、细胞生物学、分子生物学等多学科、多途径探索的微观辨证学日益受到重视。同时,在传统辨证方法的基础上创新发展了诸多新的辨证方法体系,如证素辨证、方证辨证、汤方辨证、病机辨证、病证结合等,进一步丰富和完善了中医辨证体系。以下对部分辨证方法做简单介绍。

**1. 微观辨证**　中医传统辨证方法依据"有诸内必形于外""司外揣内"的观点来认识疾病。但随着"证"本质研究的不断深入,对疾病微观病理改变的认识逐渐引起人们的重视。1978 年,陈可冀院士在"中西医结合的两点想法"的文章中,率先提出"中医整体观念与现代科学分子水平相结合"的观点以及"证候"诊断标准和量化的问题。他认为应将传统中医宏观辨证与现代医学的检查(如血液学的微观检查)相结合,强调把现代医学的理化检查纳入到中医辨证的体系中,以延伸和拓宽中医四诊的视野,为临床提供可量化的辨证依据。1986 年,陈可冀主持制定的"血瘀证诊断标准"是中医证候标准中纳入微观改变内容的典型代表,是对中医辨证的创新发展。此后,有研究者明确提出了"微观辨证"和"辨证微观化"的概念,指出微观辨证是采用现代科学技术手段,对各类中医证型进行生理、生化、免疫微生物方面的客观征象的检查和分析,旨在阐明证候的内在机理,探讨其发生发展的物质基础,进而提供可作为辅助诊断的客观定量化指标。微观辨证作为"宏观辨证"的必要补充,不仅能够阐明证候在结构、代谢、功能诸方面的病理生理基础,寻找对证候具有诊断价值的微观指标,而且对于临床上无证可辨、有证难辨的情况具有独特优势,有利于早期诊断和治疗。微观辨证的提出极大地推进了中医辨证诊断的客观化与国际化。

**2. 证素辨证**　朱文峰教授通过对前人辨证经验的继承和挖掘,在总结历代医家辨证思想、辨证方法的基础上,经过多年潜心研究创立了以证素为核心的辨证新体系—证素辨证。他提出在辨证思维过程中,应突出 3 个环节,即证候的获取、证素的识别以及最后判断出证名。根据辨证思维的认识过程,形成"证候 - 证素 - 证名"的辨证体系。其中"证素"为辨证体系的核心。证素辨证新体系的建立是对传统辨证方法的继承和创新,已广泛应用于理论和临床研究。证素辨证揭示了多种传统辨证方法的普遍规律,一定程度上解决了辨证方法之间错杂重复、难以掌握的问题,具有适用面广、辨证准确性高、可重复性的特点。证素辨证奠定中医学研究规范化、客观化、标准化、科学化的基础,有利于推进中医学的发展。

3. **方证对应辨证** 2003年,王永炎院士提出了以"证候要素和应证组合理论"为代表的方证相应辨证,简称方证辨证。方证辨证是指在对脉证等临床资料进行整理、分析、比较、鉴别的基础上,辨别临床病证与方剂的对应和契合关系的辨证方法。该方法是通过对证候要素的提取、证候要素间的组合、证候要素与其他传统辨证方法系统的组合等方式,建立以证候要素和应证组合为核心的、多维多阶的辨证方法新体系。近年来,研究者对方证辨证的研究不断深入,对于促进和完善方证辨证理论体系提供了良好基础。方证辨证是辨证论治的重要环节,是中医辨证方法化繁为简的体现。"方证对应"的实现依赖于全面而准确的辨证体系,同时也是为构建健全而实用中医理论体系的重要组成部分。

4. **汤方辨证** 畅达教授在总结前人辨证思路的基础上,结合自身经验提出了"汤方辨证"的概念。他将汤方辨证的思辨范畴阐述为以下几点:①专病专方:即针对某一疾病拟定专方,只要诊断为某病,直须径投此方,适用于比较成熟的治疗经验。正如赵锡武所说,"治病所用方剂,有已成熟者,有尚未成熟者,成熟者专病专方,未成熟者一病多方";②专证专方:此即有该方证的病因、病机、症状、体征等,即可选用此方。如属少阳枢机不利,证见口苦咽干,目眩,往来寒热,胸胁苦满,默默不欲饮食……等,"但见一证便是,不必悉具",即可选用小柴胡汤类方治疗;③经过一般的辨证程序,病证、治法确立后,在同类方剂中寻求方证对应的思辨过程,亦属汤方辨证。"汤方辨证"是以中医理论为指导,在一定的思辨框架内,对疾病的临床证候进行辨识,其过程包括了对病因、病理、生理、药理知识的融合,深化了对中医"证"的研究,有利于推进中医现代化进程。

5. **藏象辨证** 还有研究者提出了"藏象辨证论治理论体系"的概念,认为"脏腑"只是指人体内的藏器及其生理功能,而"藏象"则还包括脏腑与体表、自然环境等在内的各种联系。因此"藏象辨证"作为一个以藏象为核心的、新的、统一的辨证论治体系,从理论和临床两方面来涵盖了中医学的阴阳、五行、脏腑、经络、气血津液,以及病因病机、治则治法等诸多理论,从而能更充分、更全面地体现中医学的整体观念。

6. **病机辨证** 周仲瑛教授秉承《黄帝内经》(《简称《内经》)病机十九条的思想,结合自身多年的诊疗经验提出了"审证求机、辨机论治"的病机辨证方法。病机辨证突破了传统辨证论治中证和证型的束缚,提出了以"病机证素"为核心的辨证论治新体系框架,体现了中医辨证"圆机法活"及个体化治疗的特色和优势。后辈根据周老的诊疗思路,采用现代计算机技术和数据挖掘手段建立了以中医病机为起点,以"机素 - 机元 - 单一病机 - 复合病机"为主线的病机辨证结构,突显了病机在证候识别中的重要作用。病机辨证强化了中医辨证思维并使病机辨证灵活而不机械,且有规律可循,实现了临床辨证的简约和可操作性。

**7. 病证结合辨证**　病证结合,是传统中医学临床诊疗疾病的一种重要方法。陈可冀院士在继承经典、传承名家的基础上,倡导并践行病证结合方法,不仅为进一步优化疾病辨识方法奠定了基础,也为中西两种医学的互补融合提供了一个切入点,丰富发展了现代辨证体系。陈可冀提出病证结合主要包括以下三种模式:一是中医辨病结合辨证论治模式;二是中医学和现代医学双重诊断疾病结合辨证论治模式;三是现代医学诊断疾病结合辨证论治模式,第三种模式在现代临床与科研工作中占有主导地位。随着中医临床实践的积累和现代疾病谱的不断演变,病证结合更好的发挥了中西医诊疗优势,成为中西医结合临床实践的重要契合点。"病"与"证"结合,二者取长补短、相互为用,成为实现最佳诊疗活动的重要方法。

## 五、名老中医独特辨证方法

名老中医专家是中医学术和临床发展的杰出代表。通过多年的临床诊疗活动,积累了丰富的辨证经验和具有个人特色的辨证方法,在应用于临床中具有重要的诊疗价值。系统分析老中医独特辨证方法的思维和方法学特性,是建立现代中医辨证学的重要基础。国家科技支撑计划名老中医临床经验、学术思想传承研究项目重点探索名老中医的独特辨证方法体系,深入挖掘学习名老中医的辨证特色,以期经验传承于后人,并应用于临床造福百姓。因此,我们通过多种方法总结了四位名老中医的辨证方法,其中包括陈可冀院士提出的冠心病"血瘀证"特色辨证方法、吕仁和教授提出的肾络癥瘕辨证特色辨证方法、李振华教授治疗慢性萎缩性胃炎脾胃肝动态辨证方法、王自立教授基于"脾色环唇"辨治脾虚证的独特辨证方法,后文中将详细介绍。

## 六、辨证方法研究的问题与思考

目前,中医辨证方法种类多样,临床应用的各种辨证模式均有各自的特点和优势,但是由于中医本身的复杂性,辨证模式仍存在着诸多不足。由于辨证方法众多,临床实践中医生常有无从下手之感。面对如此繁杂的辨证方法,我们如何执简驭繁,在临床资料中迅速找准辨证的契合点? 如何利用现代的技术手段,充实和发展中医辨证呢? 这些都是关系临床疗效的关键问题。辨证论治是中医理论的指导纲领之一。辨证方法的演变和创新背后,是深远的理论渊源。只有对中医理论融会贯通,才能在临床中灵活运用辨证方法。中医辨证体系中,强调病、证、方、药为一个完整的整体。无论选取何种辨证方法,最终的落脚点依然是治疗疾病,切不可因单纯强调辨病或辨证,而忽视整体的辨证论治思维。目前,脏腑辨证是临床最常用的辨证方法之一。中医的脏腑经络学说以各脏为中心,气血津液精为物质基础,以经络为通路,构成统一的整体,对中医临床具有重要的指导价值。在临床应用中,应该辨病辨证相结合,以病机辨证思路为指导,建立以脏腑为核心,病机为导向,客观体征和理化检查为证据的辨证体系,辨证结果体现病因、病位、病性三个要素,兼顾病机的兼夹、复合、转化,气血津液精的变化及脏腑间的相互影响。这样的辨证体系,目标明确,适用性广泛,无疑可执简驭繁,大大提高应对疑难复杂疾病的临床能力。

# 第二节　辨证方法的传承研究方法

## 一、辨证方法类研究思路

进行名老中医辨证方法传承研究时,有一些既定的步骤可循。首先,要确定研究目的,凝练研究名称;其次,要进行立题立项,并根据研究目的设计研究方案,突出名老中医辨证特色,彰显研究意义;第三,研究实施过程中要重视思辨过程;最后,研究结果要注重传承效果,不仅要原汁原味,还要具备临床实用性。

### (一)凝练研究名称

凝练研究名称是名老中医传承研究的关键。研究名称主要包含研究对象和主要研究内容,还可包含研究目的。以下方法可以帮助凝练研究名称:①确定研究目的;②熟悉研究对象和研究内容;③了解研究的特色;④参考相关研究;⑤与研究对象商量。

### (二)突出辨证特色

凝练好研究名称后要进行立题立项,组建研究团队,获得支持,并根据研究目的设计研究方案,其核心要素是要突出名老中医的辨证特色,以彰显研究的意义和必要性。以下几种方法可以帮助把握名老中医的辨证特色:①了解名老中医的辨证特点;②了解同类辨证方法的特点;③总结所研究辨证方法与其他辨证方法的共性和特性;④与研究对象讨论。

### (三)重视思辨过程

研究实施过程中要重视思辨过程,包含两方面内容:一是重视研究者在研究过程中的思辨过程,二是重视研究对象辨证时的思辨过程。前者可以帮助研究者更好地将自己融入到研究当中,避免个人因素对研究的影响,提高研究结果的客观性和可信性。后者是研究的核心——名老中医的思辨过程实际就是他的辨证思维方法,需要研究者努力去刻画、总结。以下几种方式可以帮助研究者进行思辨:①具备将自我作为研究工具的意识;②写研究者备忘录、内省日志和学习心得;③站在名老中医的角度构筑其辨证思维过程;④就研究结果咨询专家意见;⑤将研究结果反馈给名老中医本人进行讨论。

**(四)强调传承效果**

强调传承效果是指研究结果不仅要原汁原味地总结名老中医的辨证方法,而且要兼顾临床实用性。这要求研究者既要站在名老中医的角度去总结辨证方法,还要考虑学习、应用者的需求和接受性。以下几种方法有助于达到上述目的:①尊重原始研究资料,尽量用资料解释资料;②尊重研究对象的语言,站在对方的角度思考;③与其他研究员讨论,或咨询专家意见;④考虑临床实用性,适度转化语言。

## 二、辨证方法类研究方法

### (一)辨证方法传承研究的方法概述

目前,名老中医传承主要有三种模式:师带徒传承、院校教育传承和科研传承。传承研究方法主要包括文献古籍整理、经验总结、随机对照临床试验及基于现代信息技术的挖掘整理研究。对于"无形"辨证方法,上述传承研究方法存在不足:①文献古籍整理研究,以文献古籍资料为研究对象,以研究者个人主观理解为研究结果,缺乏质量控制和反馈沟通,研究结果的准确性有待商榷;②辨证方法经验总结研究,以辨证方法为线索,以回顾性病例分析为主,样本量多较小,且以个人主观理解为主,研究结果常存在偏倚;③随机对照临床试验,属于评价、验证性研究,适宜于评价单一干预的疗效,较难评价具有复杂干预和个体化治疗特点的中医辨证方法的临床疗效;④基于现代信息技术的名老中医经验挖掘整理研究,利用现代信息技术采集名老中医临床诊疗信息,利用数理统计方法挖掘分析数据,再结合定性访谈解析结果,一定程度上能客观总结名老中医的临床经验,但适宜于研究"有形"的名老中医处方用药经验。

### (二)定性研究在辨证方法传承研究中的应用

中医辨证方法具有较强的主观性和思辨性,难以用定量研究方法进行刻画。起源于社会学的定性研究方法,强调对现象的深入了解与阐释,是探索中医辨证方法的较好研究方法。定性研究又称质的研究,起源于19世纪末20世纪初美国"芝加哥学派"的社会调查运动,20世纪中叶迅速发展并逐渐引入医学研究领域。具体而言,访谈法、观察法、实物分析法均适用于探索总结名老中医的辨证方法。

## 1. 常用方法

（1）实物分析法：实物分析法是定性研究中常用的资料收集方法之一。"实物"资料包括非正式个人类资料和官方类资料，包含所有与研究问题有关的文字、图片、音像、物品等。收集实物资料应根据研究目的有选择地进行，收集的内容应相对集中。实物资料可以为我们提供一些新的概念、隐喻和联想，扩大我们的意识范围和视角。然而，实物的作者可能有意美化自己，制造不符合"事实"的实物资料，研究中应注意鉴别。实物资料分析依赖的是一种联想模式，其具体分析方法与访谈法相似（具体见访谈法）。实物分析是一种非常有效的收集资料的方式，也可以作为其他定性研究方法的辅助或补充。

（2）观察法：观察法是定性研究中另一个常用的资料收集方法。观察不仅仅是人的感觉器官直接感知事物的过程，而且是人的大脑积极思维的过程。定性研究中采用的观察法主要是实地观察，包括参与型观察和非参与型观察。参与型观察的观察者具有双重身份，既是研究者又是参与者，这要求观察者与研究对象保持良好的关系，并参与研究对象的活动。非参与型观察不要求研究者直接参与研究对象的日常活动，而是作为旁观者了解事情的发展动态。在名老中医传承研究中，两种观察形式均可采用。观察法可以帮助研究者收集有关名老中医临床辨证处方的第一手资料，了解辨证的情景和患者的实际情况，有助于研究者发现问题并筑构自己的"扎根理论"。

定性观察实施前首先要确定观察的问题，再根据问题制定观察计划，并设计观察提纲。观察实施的步骤一般从开放到集中，先进行全方位的观察，然后逐步聚焦，过程中要注意与名老中医进行回应式的互动，并有意识地选择观察内容，做好观察记录。观察法采集的资料应由研究者当场记录，并根据回忆及时补充。观察记录应按时序进行，清楚、有条理，便于分析查找，记录的语言应具体、实在且命名准确。观察时观察者应不断反思并记录，反思内容包括自己的心情、推论及叙述角度等。实地观察记录表（包括实地笔记、个人笔记、方法笔记、理论笔记四部分内容）可以帮助研究者有条理地记录和分析观察资料（表 1-1）。观察资料的分析方法与访谈法相似（具体见访谈法）。观察法常作为其他研究方法的辅助或补充，如访谈之前进行一次预备性的观察，可以使访谈内容更有针对性。

表 1-1　实地观察记录表

| 实地笔记 | 个人笔记 | 方法笔记 | 理论笔记 |
| --- | --- | --- | --- |
| 记录观察者实地观察的内容 | 记录观察者观察时的感受和想法 | 记录观察者所使用的具体方法及其作用 | 记录观察者对观察资料进行的初步理论分析 |
| …… | …… | …… | …… |

（3）访谈法（包括资料分析方法，如扎根理论、框架分析法、主题分析法等）：访谈法起源于社会学中的阐释学，是定性研究的常用方法，包括结构型访谈、半结构型访谈和深度访谈。结构型访谈有固定的访谈问题，访谈者按照标准化的问题对受访者进行提问，目的是为了收集量化的数据进行统计分析。半结构型访谈有粗线条的访谈提纲作为访谈提示，访谈题目不固定，访谈过程中可根据具体情况灵活调整。深度访谈属于无结构型访谈，通常只有1~2个访谈主题，在确定的主题范围内，访谈内容、顺序开放自由。通过访谈，可能了解到名老中医的辨证方法、经验、思维、感受等主观性很强的内容。

访谈前应做好准备工作，包括组建研究团队，确定访谈对象、时间和地点，选择合适的访谈法，拟定访谈知情同意书和访谈提纲，确定资料分析方法等。对于名老中医辨证方法研究，可以先通过深度访谈形成初步了解，再采用半结构访谈有针对性地探索挖掘。拟定访谈提纲前应进行一些前期工作，如文献研究、回顾性病案分析和实地观察等，形成初步的理论设想，构建研究的概念框架。就名老中医辨证方法传承研究而言，可以考虑从以下角度拟定访谈问题：辨证方法的特点、四诊所见的权重、问诊内容及先后顺序、脉证互参取舍、核心症状体征、证候轻重的判定等。

定性访谈资料分析方法很多，目前医疗卫生领域使用较多的是扎根理论、框架分析法及主题分析法。扎根理论的基本思想是从原始资料中产生理论，有严格的分析程序，采用逐级编码，不断比较，理论抽样的方法构建理论，适用于研究问题范围广，探索性强，没有预设主题假设的研究。扎根理论资料分析的操作步骤主要包括：转录逐字稿，逐级编码，关联分析提取核心类属，形成研究结果。其中，核心操作步骤是逐级编码，包括一级编码（开放式登录）、二级编码（关联式登录）和三级编码（核心式登录），同时形成编码备忘录和码号表。

框架分析法集归纳、演绎于一体，是一种通过搭建等级结构化主题框架的研究方法，主要用于描述和阐释现象，也会产生一些理论，其通过确定初步主题框架，建立标引、绘图、解释来对资料进行系统整理分析，适用于有预设主题假设、特定研究对象或问题的研究。框架分析法的具体操作步骤包括：转录逐字稿，熟悉资料，形成初步的主题框架，建立索引，绘制导向图，形成整体分析谱并进行阐释，形成研究结果（图1-1）。

主题分析法以理论自由、灵活、易操作为特点，能将复杂庞大的数据以最小的主题进行描述，是一种用于识别、分析和报告数据主题的方法，适用于定性研究初学者使用。主题分析法的主要形式是资料编码和主题抽取，其具体分析步骤包括：转录逐字稿，熟悉资料，初步编码，寻找主题，检查主题并形成主题图，定义和命名主题，形成研究结果（图1-2）。

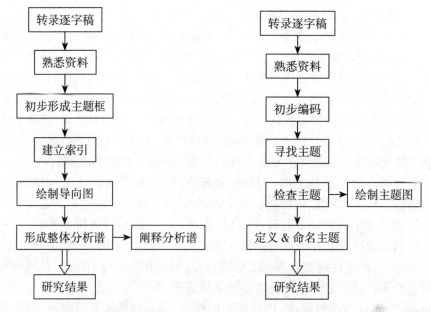

图 1-1 框架分析法资料分析示意图　　图 1-2 主题分析法资料分析示意图

上述资料分析均可以借助一些定性研究分析软件进行，如 NUDIST、ATLAS.ti、RQDA 等。不同资料分析方法虽有差异，但大体上均包括资料转录和分析两部分。资料转录时应采用全转录的方法，由访谈者本人在每次访谈后及时进行转录，转录后进行核对。整个分析过程是一个非线性的互动过程，可循环往返进行。

2. **质量控制**　为了保证研究质量，资料收集和分析过程中均应进行质量控制。可采取的方法主要有研究者内省和三角互证对比分析。此外，专家咨询、老中医反馈修订及研究核查、团队讨论等也有助于提高研究的质量。

定性研究以研究者为工具，其个人因素可能对研究质量产生很大的影响，进行研究者内省可以减轻甚至避免研究者个人因素对研究产生影响。研究者内省的形式主要包括写备忘录和内省日志。备忘录可以是编码笔记，用于描述研究过程中正在发现的概念，是研究者编码当时对编码的理解和想法。当需要分析的资料较多时，编码笔记可以帮助研究者保持头脑清醒，利于正确分析数据。内省日志主要是研究者的思考，可以是资料收集前、分析中及分析后任意阶段进行的思考。思考和反思可以帮助研究者谨记自己的角色和研究目的，清晰研究的思路和方向，避免个人因素对研究产生影响。

三角互证法亦是常用的质量控制方法之一，通常是指研究采用三种不同的方法收集资料（如访谈资料、实物资料、观察资料），进行对比分析，相互佐证（图 1-3），以提高研究结果的真实性和可靠性。

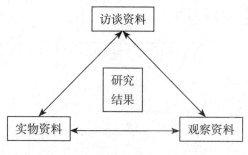

图1-3 三角互证法示意图

**（三）传承研究结果的反馈修订**

传承研究的结果应反馈给老中医进行修订，对于保证研究结果的真实性非常重要。从初步研究结果开始，应不断地进行反馈修订，再反馈，再修订，直至与老中医达成共识，形成最终研究结果，进行临床验证评价。

**（四）传承研究结果的临床验证**

1. **传承研究结果的可靠性检验** 名老中医辨证方法常常是类似于量表的中医证候诊断标准。一个新的诊断标准在应用于临床之前，首先需要进行可靠性评价。良好的可靠性是诊断标准应用于临床的前提和基础。影响诊断标准可靠性的主要因素是测量变异，其可能来源于研究者的变异、研究对象的变异、测量仪器或方法间的变异，等等。对于短期内变化较小的中医证候，测量变异主要来自于研究者间的变异。因此，对于名老中医辨证方法传承研究结果的可靠性，可以采用一致性检验的方法，分析不同研究者用同一标准诊断相同患者结果的一致性来评价。

2. **传承研究结果的真实性检验** 真实性是指使用名老中医的辨证诊断标准进行诊断的结果与实际情况的符合程度，其评价的基本指标是灵敏度和特异度。传统的诊断试验方法评价真实性时需要有可靠的"金标准"。由于中医证候诊断标准缺乏"金标准"，故不能采用传统的诊断试验方法进行评价，贝叶斯方法可能是目前较适宜的评价方法。使用贝叶斯方法时，首先要选择有代表性的另外两个诊断标准（同一证候诊断标准）作为参考标准，对同一批患者用名老中医的辨证诊断标准和两个参考标准进行诊断，再采用贝叶斯法分析估计各个标准的灵敏度和特异度，从而检验名老中医的辨证诊断标准的真实性。

**（五）形成辨证方法规范（附技术路线图）**

通过定性研究和临床验证评价，总结形成名老中医的辨证方法规范（草案），经过名老中医本人反复审阅修订，形成最终的辨证方法规范。以"陈可冀教授血瘀证特色辨证方法传承研究"技术路线图为例（图1-4），展现名老中医辨证方法规范形成的全过程。

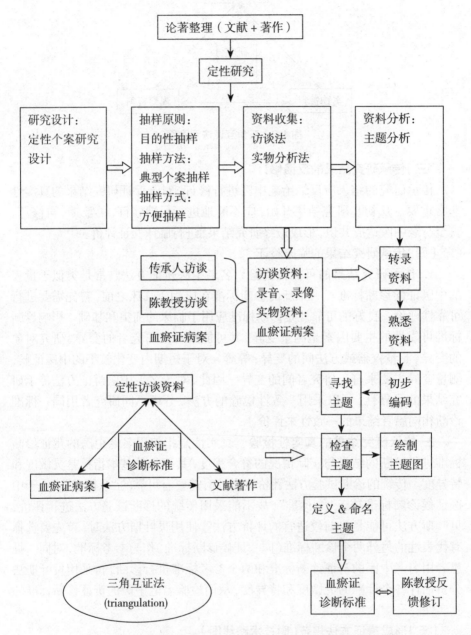

图 1-4 陈可冀教授血瘀证特色辨证方法传承研究技术路线图

### 三、辨证方法类研究结果表达

#### （一）术语和定义

通过既往病例总结归纳、名老中医深度访谈等上述研究方法，总结归纳名老中医辨证方法最具有代表性或区别常规辨证方法的要点，并以此对辨证方法进行命名。对于辨证方法涉及的疾病、征候、症状与体征等辨证要点进行定义并作出解释，最后对名老中医独特辨证方法进行总体说明。

#### （二）学术思想阐释

此处所指学术思想主要是指名老中医独特辨证方法体系，包括源流发展，理论基础与科学内涵，以及创新性几方面。

首先，名老中医独特辨证方法是在其长期临床工作中不断改进、完善而形成的，其形成过程对于临床医生学习独特辨证方法具有一定的借鉴意义，同时阐述源流也可在学习辨证方法中加深理解，提高认识。

其次，对于辨证过程中所涉及的疾病、征候、症状体征以及现代实验室检查等相关要素，名老中医有其独特的认识，应加以详细说明，并运用中医学理论进行详尽阐释，使学习者充分理解。同时对于涉及要素的现代科学研究及科学证据加以阐述可提高辨证方法的科学性，便于推广应用。

最后是创新性，对于辨证方法中最具特色的部分，应与常规辨证方法进行对比说明，并阐释其中的创新点，以及创新点对于辨证方法有何重要意义。

#### （三）传承应用技术规范

详细阐述独特辨证方法如何传承应用，即辨证方法的实际应用过程。包括采集临床信息、具体辨证依据以及辨证中需要注意的原则与要点。

采集临床信息主要是采集辨证中所需要采集的患者信息及采集顺序，包括病史、症状与体征及其变化情况、诱因以及实验室检查指标等。

根据采集的临床信息来确定辨证的具体依据，目前多采用积分表的形式，根据主症与次症、症状与体征轻重以及舌脉象等信息评分，并对积分进行分档以确立证候及轻重。此外，辨证的某些特殊原则如但见一证便是，四诊合参权重不同等具有特色的辨证方法也需进行说明。

最后，对于辨证中所需要采取的原则及注意要点进行说明。

#### （四）处方用药原则

处方用药主要包括治法及用药两部分。治法方面，首先确立主要治则治法，其次针对不同证候详细说明治疗方法。用药部分，针对不同证候、证候的轻重以及兼证，将常用中药以及方剂分别进行分类说明，并说明用量范围。

同时，处方用药需要秉持多种如审因论治，标本缓急等中医治法基本原则，某种疾病或证候需要不同的处方用药原则。对于某些特殊原则如专病专方、特殊用药以及考量实验室检查指标等也要详细说明。

**（五）临床应用要点**

主要包括适应人群和诊断。适应人群包括一般资料，如年龄、性别等。详细阐述具体应用人群的一般资料，或根据一般资料分为不同人群并提出相应的解决方案。诊断包括西医疾病诊断以及中医疾病、证候诊断标准。此外，需阐述辨证禁忌证、不良反应与处理方案以及容易出错的要点与解决办法。

**（六）特色优势**

主要是阐述名老中医独特辨证方法与常规辨证方法的差异点以及在临床辨证所具有的优势，包括新的证候、新的辨证要点、灵敏性与特异性的提高以及更好的临床疗效等内容。

**（七）科学评价**

辨证方法最终有效与否需要通过临床试验进行验证，包括以下几方面。辨证方法的可靠性验证，不同研究者应用该标准诊断的一致性如何，变异如何。辨证方法的灵敏性与特异性验证。辨证方法的临床疗效验证，通过采用实用性随机对照试验，队列研究等适合中医临床疗效评价的试验方法，验证辨证方法的有效性。具体请见上述内容。

**（八）临床验案举例**

介绍临床经典医案。

## 四、辨证方法类研究成果传承应用

**（一）辨证方法类研究成果的传承**

当前，名老中医传承主要有3种模式：师带徒传承、院校教育传承和科研传承。传承研究方法主要包括文献古籍整理，经验总结，随机对照临床试验及基于现代信息技术的挖掘整理研究等。"十五"期间，国家科技攻关计划第一次对"名老中医学术思想、经验传承研究"进行课题立项"，以抢救性、原汁原味的采集名老中医第一手资料为主要特点；"十一五"科技支撑计划，进一步设立"中医传承规律与模式研究"项目，以扩大样本量、增加养生保健等采集范围、总结名老中医个体的学术思想、思辨特点、特色疗法为主要特点，内容主要以"有形"的诊疗技术，经验方药为主。但历经两次传承后，"十二五"科技支撑计划继续对"名老中医临床经验、学术思想传承研究"立项，对名老中医传承工作也有了更高的要求。不仅局限于"有形的"诊疗技术等，还涉及了"无形"的辨证方法、治则治法等方面。不仅局限于名老中医学术思想的整理、归纳与总结，还需要建立相应的规范、标准，并进行相应的验证。

通过实物分析法、观察法以及访谈法等对名老中医辨证方法进行初步总结归纳，并由老中医进行修订，由研究者与名老中医达成共识。对于传承研究结果还需进行可靠性及真实性验证,然后才能形成初步的辨证方法传承应用规范(具体内容请见上文"2. 辨证方法类研究方法")。最后通过实用性随机对照研究等方法对辨证方法传承应用规范的临床疗效进行评价。

**(二)辨证方法类研究成果的学习**

在辨证方法传承中,传承人可通过跟师随诊、梳理医案、临床实践等方式开展传承研究,并与名老中医的辨证和诊疗结果进行直接对照,从而不断学习并更正。通过传承应用规范,临床医生也可自行学习并运用于临床实践中,通过观察临床疗效不断改进。

**(三)辨证方法类研究成果的推广**

对于辨证方法研究成果,本次"名老中医临床经验、学术思想传承研究"项目建立了"名老中医学术经验国家服务平台",可实现病例搜集、整理、分析、传承、共享、推广应用一体化。由名老中医传承团队维护该平台的相关信息。对于医生,可登陆医生平台,查看名老中医团队介绍、学术思想、典型医案、研究论文以及学术资源等专业信息。对于患者,可登陆医患交流平台进行预约、在线咨询以及服务等。此外,传承团队还可以通过召开培训会议等方法对辨证方法传承应用规范进一步推广。

# 参 考 文 献

[1] 任应秋. 中医病理学概论 [M]. 上海:上海人民卫生出版社,1957.

[2] 陈可冀. 关于当前中西医结合的两点想法 [J]. 新医药学杂志. 1978,(6):3-5.

[3] 沈自尹. 微观辨证和辨证微观化 [J]. 中医杂志,1986,(2):55-57.

[4] 朱文锋. 证素辨证学 [M]. 北京:人民卫生出版社,2008.

[5] 张志斌,王永炎. 证候名称及分类研究的回顾与假设的提出 [J]. 北京中医药大学学报. 2003,(2):1-5.

[6] 畅达,李祥林,南晋生. 汤方辨证及临床 [M]. 北京:中国中医药出版社. 2000.

[7] 严世芸. 中医藏象辨证论治学 [M]. 北京:人民卫生出版社,2011.

[8] 周仲瑛,周学平. 中医病机辨证学 [M]. 北京:中国中医药出版社. 2013.

[9] 徐浩. 病证结合临床研究的关键问题 [J]. 中国中西医结合杂志. 2011,31(8):1020-1021.

[10] 徐春波,白桦,顾晓静等. 名老中医学术经验的传承与应用方法研究 [J]. 世界中医药. 2013,8(8):1036-1038.

[11] 陶有青,徐春波,包文虎等. 名老中医经验传承的内涵及实践要素 [J]. 中国中医基础医学杂志. 2015,21(11):1371-1373.

# 第二章

# 名老中医特色治则治法传承研究

## 第一节 治则治法源流和发展

名老中医经验传承关系到中医药事业的发展和未来,名老中医特色治则治法传承研究课题组基于名老中医临床经验、学术思想传承研究,通过探索与对前期工作的总结与思考,认为名老中医传承应以其特色治则治法为传承核心,名老中医经验的传承,绝非只是一方一药的传承,而在于方药背后临床思维与临床思辨体系的传承,即治则治法的传承。故将名老中医特色治则治法作为重点研究方向。

### 一、治则治法有理论源流

中医治则治法学源远流长,肇始于秦汉时期的《内经》《难经》。《素问·移精变气论》称治则为:"治之大则"。《黄帝内经》"运气七篇"以"至真要大论"为代表,提出了诸多的治则治法,已经渗透在整个中医学治疗体系中。如《素问·至真要大论》提出的"谨察阴阳所在而调之,以平为期",为历代医家所重视,被放在了整个中医治则的最高层次,概括为"平调阴阳,以平为期",即调理阴阳。《素问·六元正纪大论》"用寒远寒,用凉远凉,用温远温,用热远热"的论述,归纳为"因时制宜",后世发展为"三因制宜"。因此,治则治法理论与中医学理论的形成及其发展是同步的。

如当今所论的治病求本、标本缓急、扶正祛邪等治则,皆可在《黄帝内经》中找到原貌。治则治法理论是由《内经》《难经》奠基的,为其形成的标志。自《黄帝内经》起,历代医家已经对其形成和发展做出了卓越的贡献,并使其成为系统的理论体系。

### 二、治则治法概念及体系

从中医发展史来看,治则治法一直在中医基础理论中占据重要地位。治则,是治疗原则的简称。《辞海》称治则是"治疗疾病的总原则"。治则是整个中医治疗学的根本原则和指导思想,具有适用于治疗任何疾病和任何治疗手段的普遍意义。治法,是治疗疾病的具体方法或手段,方、药、针、灸、取穴等则是具体的手段。可以说凡是涉及中医相关的临床决策、治疗等,皆受到中医治则治法的指导。

治则、治法是建立在中医发病观基础上的,常合称治则治法,也泛称为法。如"方随法出,法随证立"的法,即指治则治法。二者虽统称为法,但前者为原则性的,后者为前者的具体体现,不可混淆。对于治法,临床中多加以分层,法当有大、中、小之分。又或称之为:治疗大法、基本治法、具体治法。尽管某些治法带有法则性的指导作用,可以适用于多种疾病,但是仍缺乏普遍性意义。

大法或治疗大法首推"八法"。八法的内涵在《内经》《伤寒论》《金匮要略》等书已有论述,历代均有所发挥,在清代程钟龄的《医学心悟》才使之成为系统,将其归纳为"八法",即汗、吐、下、和、温、清、补、消。"八法"为治法的高度概括,属于治疗大法。中法或基本治法为针对某一类具有相同病机或病性的疾病或病证而确立的治疗方法,如"病痰饮者,当以温药和之";"诸病黄家,当利其小便";"诸有水者,腰以下肿,当利小便;腰以上肿,当发汗乃愈"等。小法或具体治法指针对具体病证而设立的具体的治疗方法。如在"病痰饮者当以温药和之"的基本治法指导下,具体而言又有温阳化饮、行气化饮、芳香化饮、淡渗利饮等不同,即是针对临床具体病证的具体治法。具体举例而言,如汗法当属大法;而汗法又可分为辛温解表、辛凉解表的基本治法,为法中之法,属中法;具体而言,辛温解表中又有麻黄汤的直接辛温发汗解表、桂枝汤的调和营卫解表的具体治法,即小法;辛凉解表则可细分为辛凉平剂的银翘散法、辛凉轻剂的桑菊饮法等。

从治则到治法,从大法到中法、小法的过程,是辨证论治的具体体现。为在治则治法的指导下完成方药的选择,也包含了中医临床思维的过程。

## 三、治则治法的历史沿革

对于治则治法的发展,大概经历了理论奠基时期、充实发展时期、成熟与创新时期、中西医交融期这四个阶段。

### (一)治则治法的理论、临床奠基时期——战国秦汉时期

中医理论的奠基与构建源自于秦汉时期的《黄帝内经》《难经》,治则治法是中医理论的重要组成部分,同样其理论的奠基与构建在同一时期。首先《黄帝内经》提出了"治病必求于本""谨察阴阳所在而调之,以平为期""疏其血气,令其调达,以致和平"属于中医治疗疾病的根本原则,可以指导临床各科诊疗,属于最基本的治则治法。另外,其"治未病""三因制宜"以及"寒者热之,

热者寒之,微者逆之,甚者从之,坚者削之,客者除之,劳者温之,结者散之,留者攻之,燥者濡之,急者缓之,散者收之,损者温之,逸者行之,惊者平之,上之下之,摩之浴之,薄之劫之,开之发之,适事为故"等治则治法对后世影响极大,后世均遵从其法,并在此基础进行了发展与创新。《神农本草经》为本草专著,书中也反映了大量的治则治法,如"治寒以热药,治热以寒药"。《难经》提出"虚则补其母,实则泻其子""损其肺者益其气;损其心者调其荣卫;损其脾者调其饮食,适其寒温;损其肝者,缓其中;损其肾者益其精"均对治则治法的理论奠定了基础。《金匮要略》提出了"治肝当先实脾"的治未病思想、"病痰饮者,当以温药和之""腰以上肿当发其汗,腰以下肿当利小便"等治则,属于对《内经》《难经》的发展,并将其与临床相结合,形成了丰富的治则治法体系,目前仍然是临床中常遵循的治则治法。

在《汉书·艺文志》中分为医经、经方医学体系。经方医学源远流长,最早关于经方的系统论述见于《汉书·艺文志》,其列有经方十一家,其论述曰"经方者,本草石之寒温,量疾病之浅深,假药味之滋,因气感之宜,辨五苦六辛,致水火之齐,通闭解结,反之于平。"明确指出了经方的治则治法理念,而经方的代表著作《伤寒论》中更是贯穿着"寒温""浅深"的辨治理念,将其拓展发挥为六经辨治体系下的治则治法。故而被誉为中医经典,其确立的六经辨证体系下的治则治法体系至今仍在指导着临床。仲景《伤寒论》充分体现了六经辨治指导下的治则治法体系。清代学者柯韵伯指出:"仲景之六经,为百病立法,不专为伤寒一科,伤寒杂病,治无二理,咸归六经之节制";俞根初曰:"以六经钤百病,为确定之总诀"。"六经"一词,《伤寒论》未载,而是后世医家在研究《伤寒论》的过程中提出的,世所沿用,可谓约定俗成。恽铁樵先生曾感叹:"《伤寒论》第一重要之处为六经,而第一难解之处亦为六经,凡读《伤寒论》者无不于此致力,凡注《伤寒》者亦无不于此致力"。

《黄帝内经》《难经》开创了治则治法在理论基础上的先河,更多的是中医治疗疾病的原理,以治则为主。《神农本草经》《伤寒杂病论》更突出的是提出了可应用于临床的治法,并提出了相应的方药,构架起了理论与实践的桥梁。以上著作属于治则治法的鼻祖,后世医家均遵之,并在此基础上进行发展创新。

### (二)治则治法的充实、发展时期——魏晋隋唐、宋金元时期

魏晋隋唐对治则治法进行了补充与发展,如《备急千金要方》《外台秘要》汇集了前人的治则治法进行整理,并有所发展;王冰在《内经》的基础上,提出了"益火之源以消阴翳,壮水之主以制阳光""引火归原"等治法。

宋金元时期,很多医家提出了新的治则治法,尤其金元四大家属于治则治法方面的空前创新,真正达到了百家争鸣、百花齐放的程度。刘完素发展

了火热方面的治法,如寒凉法组方、解表清里法配伍;张从正发展了包括汗、吐、下在内的攻法;李东垣发展了升阳、补脾等治法,其中"甘温除大热""升阳益胃"最为著名;朱丹溪提出了"治郁重在调气,郁久兼以清火"的治疗原则,创制了代表方剂越鞠丸,并发展了滋阴降火法,以知柏地黄丸、大补阴丸最为著名。

以上时期的医家均尊崇《内经》《难经》以及《伤寒杂病论》,同时又不泥于古人,在对疾病机理的深入认识基础上,发展并充实了治则治法,极大促进了临床发展。

**(三)治则治法的成熟与创新时期——明清时期**

明清时期对治则治法进行总结完善不断创新,并且对新的疾病提出了创新性的治则治法。李中梓首次提出了治则的概念,专设治则治法一节,系统总结了多种疾病的治疗法则,提出了治泻九法与治癃闭七法;张景岳善于应用补益之法,高度重视方剂承载法的重要性,认为"夫方之善者,得其宜也。得其宜者,可为法也。方之不善者,失其宜也。失其宜者,可为鉴也",并提出了"补、和、攻、散、寒、热、固、因"的八阵概念,以方载法;程钟龄提出了"汗、吐、下、和、消、清、温、补"的八法概念,后世多从之;唐容川提出了止血、宁血、消瘀、补血的治血四法;王旭高认为"肝病最杂,而治法最广",结合肝病病因病机提出了治肝十三法;张山雷提出了中风治疗八法;张锡纯在临床上发现很多"气短不足以息,或努力呼吸,有似乎喘;或气息将停,危在顷刻"之情况,结合《黄帝内经》《医门法律·大气论》等经典,认为此为大气不足、胸中大气下陷之证,提出升提宗气之法,创升陷汤。

吴又可提出戾气的概念,提出了治疗瘟疫的原则以及著名"透达膜原法"与相应的达原饮;叶天士提出了卫气营血辨证以及"卫之后方言气,营之后方言血。在卫汗之可也,到气才可清气,入营犹可透热转气,入血就恐耗血动血,直需凉血散血"治疗温病的原则,对于湿热病也提出了"分消走泄"之法;吴鞠通提出了三焦辨证以及"治上焦如羽,非轻不举;治中焦如衡,非平不安;治下焦如权,非重不沉"的治疗原则。

以上医家属于对治则治法的完善总结,标志着治则治法的成熟,并且有所创新,其中以温病学的发展最为突出,开创了温病治疗的先河,补充完善了《内经》《难经》《伤寒杂病论》的治则治法理论。

**(四)治则治法的创新与中西医交融期——建国以后**

新中国成立以后,随着西方医学的进入,受西方医学思维、西方疾病治疗观、西方研究方式的影响,中医学的治则治法又有了具有时代特色的新发展。

**1. 传统治则治法理论的发展**　第二届国医大师李士懋在传统汗法的基础上,对汗法提出创新性的个人见解,提出了广义汗法与狭义汗法的概念,认为传统的采用发散的药物,以发汗为目的的治疗方法为狭义汗法;不以发汗为目的,通过调整阴阳,而出现正汗出的治疗方法为广义汗法。认为通经散寒之剂,加助汗之法即成汗剂,不用助汗之法则非汗剂。同时认为表证并非皆脉浮,常常脉沉;在以平脉辨证为主的辨证理论指导下认为汗法不仅用于表证,亦可用于里证。将发汗法应用到里证、虚实夹杂证、阳虚寒凝证,现代医学之中风、高血压病、冠心病、呼吸系统疾病、消化系统疾病等皆可用汗法。李士懋教授的汗法体系,扩宽了传统汗法的应用范围,制定了汗法应用与预后判断的标准等,使得汗法有法可循,规范了汗法的应用,对中医学汗法体系做出了卓越的贡献。

**2. 结合西医生理病理的治则治法的发展** 随着西方医学的进入,更多医家越来越重视并参考西方医学的生理病理对中医理论的发展,目前中医学的治则治法的科学研究以西医学的方法与思维为主体。名老中医在病证结合方面,治则治法也取得很多发展。

如在肺结核方面,全国第二批老中医学术经验继承工作导师、上海中医药大学邵长荣教授观察了各种类型的 1000 例肺结核患者的证型,通过对肺结核证型分布规律的研究,为肺结核的辨证施治打下了良好基础。认为肺结核患者病程长,合并肺空洞、肺纤维化,病变局部血液循环不良,符合瘀血的表现。因此,创新性地提出使用活血化瘀法治疗肺结核,最终临床确立清肺泻火、行瘀杀虫的治疗原则,以黄芩、百部、丹参为主组方,治疗难治性肺结核,疗效与异烟肼相近,能够有效提高结核患者痰菌转阴率、改善症状。认为其治疗效果略逊于链霉素,具有中等强度的抑菌和治疗作用。

又如临床常见病冠心病( coronary heart disease )归属于胸痹范畴,阳微阴弦是胸痹的关键病机,据现代医学的冠心病病理认识,气虚血瘀是阳微阴弦的最新释义,是冠心病发生发展的病理基础。当代对于 CHD 研究,多认为气虚血瘀是冠心病发生的关键病机,气虚血瘀证是 CHD 中医证型的主要证型之一,益气活血是冠心病气虚血瘀证的重要治法,其治疗冠心病气虚血瘀证具有坚实的理论依据、临床和实验基础,研究也多集中在益气活血法是否能够有促血管新生作用,对血管内皮细胞的保护作用,促进血管内皮细胞增殖、迁移和细胞成管等方面。

## 四、名老中医治则治法的传承研究现状

名老中医是中医群体中理论水平与临床疗效较好的人群,是一个时期学术与临床水平的代表。"名"为在学术与临床上具有较大的影响,在中医界享有威望;"老"为具有丰富的理论与临床经验,经过多年的沉淀,已经形成了独具特色的学术体系。因此,对于名老中医治则治法的研究与继承当为中

医治则治法研究与继承的重中之重。名老中医大多熟读经典甚至能够流利背诵，研读古今名家著作，因此在治则治法上基本上是沿袭了古代经典的治则治法。其在研习各家著作、临床实践的过程中，对治则治法深入研究，发展传统的治则治法，又提出了一些独具特点的治则治法，如李士懋教授的汗法体系、杨志一老先生的治湿十三法等。由于西方医学的进入，名老中医对病（西医的病）证结合进行了思考与临床实践，提出了具有时代特色的治则治法。

名老中医的特色治则治法，必有相对于传统的创新，以及具有卓越的临床疗效。与普通的治则治法的不同在于：传统治则治法的继承、治则治法概念的创新、治则治法范围的扩大、治则治法针对新的病证的创新发展、针对新的治则治法提出新的方药。如秦伯未老先生治疗心绞痛的养心通阳活血法、邵长荣老先生治疗肺结核的泻火行瘀法，这些都是古代医家难以实现的。对于治则治法的提出，一般特点为：一个病或证可以有多种治疗原则（不同医家观点可能不同），一个治疗原则包含了多种治法，每一个治法除了每个医家的代表方剂外，又有多个方剂相对应。

目前对于治则治法传承研究主要有传统师承的名老中医治则治法传承研究、名老中医文献的治则治法整理研究、动物或临床试验研究、基于现代信息技术和数据技术的整理研究、基于临床的治则治法应用传承研究、基于创新的治则治法理论传承研究、结合定性方法的名老中医治则治法研究等方面。

对名老中医的治则治法进行理论创新的研究。主要采取临床—总结—再临床—再总结模式，李振吉教授总结提出了四步研究法，即名老中医自己将多年临证经验及其学术观点用一段理性文字进行概括描述；课题组将名老中医的学术观点与古今中医观点进行比较，发现其创新点；将名老中医的理论创新应用于临床以验证其科学性、有效性；运用现代科技手段和方法对名老中医理论创新点的科学内涵进行现代科学的阐释与说明。

目前名老中医特色治则治法的研究主要集中在理论及临床验证、动物实验探索机制等方面。对治则治法的实验研究主要包括：作用机制、经典（经验）方药的有效性安全性观察评价、不同治法的比较等。治则治法的传承发展研究，通过实验研究，进一步认识各种治法治则的机制；增加治则治法的可重复性及可操作性。治则治法的实验研究可以对治则治法进行验证与探索，但是由于实验研究主要是现代科学的研究方法，如何结合中医药学特点进行研究仍然需要进一步地探索。1996 年著名医学杂志《柳叶刀》第一次提出"转化医学"这一概念，其基本内涵即把基础理论的研究成果转化为能够应用于临床的技术和方法，根据中医学的特点采取临床→基础（实验）→临床的模式。需要注意的是：名老中医特色治则治法的研究，应该遵循中医药学科自身特点，也需要符合临床研究的设计原则与要求。

张登本等提出了治则治法实验研究存在的问题。动物模型问题：目前多数造模均是运用化学药品超剂量给动物注射，这种化学药品的毒性反应难以客观准确地反映动物或者患者在自然状态下所患病症的证候；影响造模的因素很多，很难保障所造模型的同一性和稳定性。病证异同：治则治法的实验研究在实验中只能造出一个"病种"（很难说明是何证候），难以通过造模实现同一病种（西医的病和中医的病）之不同证候。模型证候不等于人体疾病证候：中医临床辨证，最主要的依据是四诊所搜集的相关资料，实验动物则恰恰缺乏这方面的指标体系。治法不等于具体方药：单纯一首方剂不能反映某种"治法"理论以及揭示该治法理论的全部内涵及其意义。

陆付耳提出了治则治法实验研究的困惑与对策。困惑一：殊途同归，治法各异功效雷同；对策：继承不泥古、发扬不离宗，治法横向对比、方药纵向对比，引入时象概念、加强动态研究，突破思维定式、建立创新研究假说。困惑二：分道扬镳，理法方药各行其是；对策：各学科在研究方面的通力合作与广泛交流，从事中医药学的专业人员应主动地学习并掌握其他现代科学的相关学科、交叉学科和前沿学科的知识。困惑三：厚古薄今，探索证实而不证伪；对策：接受现代科学的检验，重新验证古人的观点和理论，一切从实际出发，而不能限于传统的条条框框。

现代数学和计算机信息技术的引入起源于 20 世纪 70 年代，国家"十五""十一五""十二五"的名老中临床经验、学术思想传承研究项目实施后，主要采用描述性分析、聚类分析、关联分析、因子分析、人工神经网络、遗传算法、决策树方法、支持向量机、粗糙集、模糊集等方法进行定量研究，通过病例组群体的信息寻找其治疗的规律性，特别是隐性知识的发现，从而更全面准确地把握名老中医临床经验，这与领悟式单纯归纳总结方法相比更具客观性和说服力。

中国中医科学院中药研究所与中国科学院自动化研究所联合开发的中医传承辅助系统的研究领域包括：当代名老中医经验总结；文献医案整理与分析；疾病用药规律研究；重要应用规律总结；新药研发及处方筛选研究。然而，基于信息技术和数据挖掘仍然存在以下的不足：由于信息系统的建立者和操作者对中医临床缺乏足够的认识，分析出来的结果可能不是原汁原味的老中医的本来思维和思想，甚至相距甚远；目前建立的数据库各自独立，而由不同数据源所组成的多数据库系统内部存在异质异构问题；目前我国现有的中医药数据库，只能提供检索、统计等一般性服务，其包含在这些数据库中的大量隐性知识尚未得到充分的采掘和利用。

## 五、治则治法传承的实质是名老中医临床思维

中医人才培养周期较长，在继承前人的基础上，历经数十年的临床磨砺，从临床实践中总结经验，继而方能在学术上有所建树，方成为名老中医。因此，名老中医是最能体现中医临床疗效的一批人，名老中医丰富的临床经验是宝贵的，而需要后学者传承的恰恰是名老中医的宝贵临床思维。临床思维是决定临床疗效的关键，而创新的临床思维又是中医理论发展的基础。中医临床思维贯穿于整个诊疗过程中，分为临床诊断、辨证思维、临床治疗（处方用药）思维，可以概括为理法方药。

中医传承的并不仅仅是名老中医的具体临床经验，而是临床经验、一方一药背后所蕴含的辨证论治体系，即临床思维。在临床过程中，需根据辨证论治的结果确定不同的治则治法。法随证立，因此通过治则治法可以反推出证。如寒者热之、热者寒之，通过清热法可以反推出是实热证，从温阳法可以反推出是虚寒证。辨证是基础，而最终落实到处方上的是具体的方、药。治则治法承前启后最为关键。因此，治则治法在中医辨证论治的理法方药过程中，起着承上启下的作用；上承辨证以确定治则治法，下统方药以指导遣方用药。在正确辨证的前提下，治则治法确定的恰当与否，直接关乎处方用药的方向，关乎临床疗效的优劣。正所谓失之毫厘、差之千里，故临床上治则治法直接决定着临床思路、决定着临床疗效的有无以及高低。

方药的灵活加减是建立在对治则治法的充分理解的基础上，名老中医、流派名家的著述、医案也无一例外地体现出治则治法的临证指导作用，因此，传承过程中，应该注意对治则治法的归纳总结，"承"者若不能充分理解治则治法而仅专攻具体一方一药，缺乏治则治法"圆机活法"指导下的处方用药，只能成为"下工、医匠"，也谈不上对学术的传承与发展。

治则治法是建立在整体观和辨证的基础上，对疾病进行全面的分析、综合和判断，从而确定不同的临床治疗原则和治疗思路，所以治则治法的确立体现了临床思维。治则治法的重要性毋庸置疑，正如五版《中医基础理论》教材认为：对临床立法、处方、用药具有普遍指导意义的治疗规律。

历代名家独特的学术思想，多来源于独特而创新的临床思维，具体表现在特色的治则治法理论体系中。同时这些创新的治则治法又都引发中医理论的发展与进步。如张仲景的《伤寒论》确立的六经辨治体系，其中太阳麻黄汤证的辛温解表，桂枝汤证的调和营卫，大青龙汤、小青龙汤的表里双解，小柴胡汤的和解少阳等，都是以治则治法开创新的治疗法门，从而被誉为"医圣"。后世张景岳的"善补阳者，必于阴中求阳，则阳得阴助而生化无穷；善补阴者，必于阳中求阴，则阴得阳升而泉源不竭"，更是被后人在补益阴阳时所遵从。

温病学派叶天士提出的"在卫汗之可也,到气才可清气,入营犹可透热转气,入血就恐耗血动血,直须凉血散血"的治则治法,直接指导了卫气营血的辨证治疗。

因此,中医传承的是能够指导临床实践并取得显著疗效的临床思维。治则治法上承辨证、下启方药,是最具有中医思维的核心理论。特色治则治法是从名老中医数十年临床经验总结而来,源于对病因病机独到的认识,源于对一般治则治法的升华,因而,特色治则治法的传承当为名老中医经验传承的重点和关键。因此,名老中医经验传承应首先传承治则治法,通过治则治法,上可推及其对病因病机的认识,下可指导其具体方药的临床加减。如此,才能最大程度地传承其学术理论体系。

## 六、治则治法源自于病证、病机的独特把握

"法随证立",只有证的确定,方能提出法来。故特色治则治法的提出源于对核心病机的把握,源于对病机关键环节的认识,如此才具备提炼特色治则治法的背景。如王永炎院士的化痰通腑法源自于中风病急性期的常见证候痰热腑实证,抓住中风急性期发生发展的关键环节,故而针对性地提出化痰通腑法,从而显著提高中风病的治疗效果;国医大师李士懋教授认为寒凝证临床广泛存在,通过把握寒凝证的指征(痉脉、疼痛、恶寒),从而创新性的提出汗法可用于里证、虚实相兼证、阳虚阴凝证等,也拓展了既往汗法只适用于表证的认知;国医大师夏桂成教授的调周法源自于临床,认为月经规律性来潮与阴阳消长转化的周期节律有关,与整个自然界包括体内的圆运动生物钟节律有关,并将之拓展到不孕症、痛经、功能性子宫出血等病证的治疗。周平安教授运用表里和解法治疗流行性感冒,认为北方外感的病机特点是表寒里热,提出表里和解法治疗流感,将和法拓展到外感疾病的治疗上。

综合名老中医治则治法特点的探讨,可以总结名老中医治则治法具有共同之处,其共性规律有:①源于经典,对传统治则治法的继承:名老中医均对经典以及传统的治则治法理论非常重视,深入研究,对于非常重要的地方还能够熟练背诵,因此,很多中医大家均强调了传承经典、继承古代名家学术经验的重要性。②师古而不泥古:虽然名老中医对于经典及传统理论非常重视,但是又不拘泥于传统理论,对古代治则治则治法进行思考、探索,在临床上发现问题,对传统治则治法有所创新与发展。③来源于临床,验证于临床,发展于临床:对于一个治则治法的提出,大多是在临床上发现问题,然后进行深入的思考,理论结合临床实践,提出具有创新意义的治则治法,然后验证于临床,再不断地进行完善发展。④验证于临床有效,能够解决临床问题,具有实际意义:名老中医的治则治法大多已经经过了数十年临床的验证,确实能够

解决临床上的急症、疑难病症等问题。

如第二届国医大师李士懋通过对汗法的本质（阳加于阴谓之汗）进行思考，提出广义汗法、狭义汗法、测汗法、正汗、邪汗等概念，由于李士懋教授重视脉诊，又提出了以平脉辨证为核心的狭义汗法的应用范围、正汗的标准、邪汗的标准等规范。李士懋教授之汗法已经不同于狭义治法的范畴，其中蕴含深刻的中医理论与临床思维，应属于治则范畴。

对中医学人体生理病理的深刻认识，发展的治则治法：火神派通过对人体阴阳关系的思考，提出了扶阳思想，强调"病在阳者，扶阳抑阴；病在阴者，用阳化阴"。姜良铎认为外感热病与内伤病证间有着非常密切的关系，两者相互影响，认识外感病的内伤基础，对于外感病的辨治具有重要意义。无内伤的外感热病多呈典型经过，易于诊断治疗；而有内伤基础时外感病则在病因病机、证候演变、转归预后等各方面表现出特异性，这一理论提高了外感热病的辨证水平和临床疗效，提出了外感病治疗时需要表里和解，重视内伤基础的治则治法理念，并帮助临床医师正确评估疾病的转归预后。

中国工程院院士董建华教授通过对温病的深入思考，结合自己多年的临床实践，将六经辨证、卫气营血辨证、三焦辨证有机的结合，提出三期二十一候的辨证方法以及相应的治则治法。将急性外感热病分为表证期、表里证期、里证期三个阶段二十一个证候进行辨证，熔寒温为一炉，吸取各种辨证方法的精华，是外感热病学辨证规范化的重大进展。

姜春华教授结合中医治未病的思想，针对临床重症、急症提出了截断扭转的思想以及相应的治法。"截断扭转"疗法是由沪上已故名医姜春华老先生于20世纪70年代初首先提出的。强调在辨病辨证基础上应掌握"截断扭转"方药的学术观点。近年来在临床上广泛应用于治疗急性热病以及杂病领域。这个观点的主要精神是：及时早期治疗，快速控制疾病，掌握辨证规律，采取果断措施和特殊功效方药，直捣病巢，迅速祛除病原，杜绝疾病传变。如不能急速祛除病因，也要断然救危截变，拦截病邪深入，尽可能阻止疾病恶化。为进一步治疗争取时间，创造条件，必要时可以先证而治，迎头痛击病邪，掌握主动使疾病早期痊愈。"截断"好比摧陷廓清，扫荡无遗；"扭转"就像逆流挽舟，化险为夷。当代温病学家朱良春等名家对此也十分认可。"截断扭转"的学术思想不仅继承了中医传统的防治疾病思想，并且在温病辨证方法、辨病辨证结合的思维模式以及适当扶正以驱邪等方面对温病学理论有所创新，在一定程度上充实发展了温病学理论。"截断扭转"治法的成长过程是漫长的，既体现了《内经》中"上工治未病"的宗旨，也受到了《温疫论》"疏利膜原，扭转病位"以及"客邪贵乎早逐"学术思想的启迪。到了近代，瘟疫猖獗，通过中西医结合的实践，在治疗急性热病时，赵锡武、姜春华等名老中医强调要截断、扭转病程。"截断扭转"疗法在临床上跳出了卫气营血辨证的思维模式，不拘泥于"卫之后方为气，营之后方言血"的传变规律，而是在疾病初期尽早使用清热解毒的方法，即在卫分即可采用清热解毒的方法，且要重用，这样才能有效快速地截断病情，把好气分关。邪初入营即凉血化瘀，不必等入血分再凉血散血，这也可以截断病变，避免血分危证的出现。在一定程度上，既继承了中医传统理论和辨证思维模式，也对传统的温病卫气营血辨证方法有所突破，对温病理论有所创新和发展。"截断扭转"疗法对明清温病学家学术思想的继承与发展，是历代医家不断应对突发急性温热性疾病的经验累积的成果。提出了新的诊疗思想和方法，将理论应用于临床并取得了很好的疗效，又根据临床诊疗经验充实发展温病理论的典范。

名老中医特色治则治法一定程度上结合了西医的生理病理。祝谌予老先生提倡高层次的中西医结合，要善于结合西医的病以及理化检查，作为中医辨证的依据，通过对数千例糖尿病患者的治疗观察结合长期的临床实践，将糖尿病归纳为气阴两虚、燥热入血、阴虚火旺、阴阳两虚和瘀血阻络5型，提出了相应的治则治法，根据糖尿病患者合并有血管病变，提出了活血化瘀治疗糖尿病的思想，并自拟益气养阴活血的降糖活血方。秦伯未老先生根据自己的临床经验结合西医生理病理提出肝硬化治疗的辨证七则，以及相应的治则治法。

由于现代医学的分科，更多名老中医也有自己专门研究的学科及病种。大多的名老中医特色治则治法是具有鲜明的学科特点的，如董建华教授针对的是温热病的治疗，姜春华教授针对的是重症、急症的治疗，国医大师夏桂成针对的是妇科的治疗，江育仁老先生针对的儿科的治疗，王永炎院士针对的是中风病的治疗等等。

名老中医特色治则治法也具有地域特点。如火神派提出的扶阳思想，主要以四川一带地域潮湿之处为主；周平安教授提出的表里和解法治疗流行性感冒也主要是针对北方的流感。具有明显的地域特点。

从上述名老中医特色治则治法的形成过程来看，特色治则治法源自于临床经验的总结升华，源自于对疾病病因病机的独特把握，并通过临床对其深化、凝练，最终形成特色治则治法，并对临床治则治法体系有所补充，也是临床客观发展的需要。

## 七、治则治法构建了中医临床治疗体系

临床思维即是在辨证论治的基础上，随证而逐层确定治则治法，继之确定具体处方用药的过程。犹如方剂有单方、复方之分，而法亦有单法、复法之分。由于临床症情千差万别，证候不一，所以临床上辨证处方用药的过程蕴

含的往往不是单一的治则治法，而是二法或数法合用。在单一治则治法的基础上，合法方能合方，以此解决复杂临床疑难问题。以《伤寒论》为例，六经辨证的体系中，解太阳表、清阳明热各为单一治法，合起来就是表里双解法的复法；而表里双解法又可分为解表清热的大青龙汤法、解表利饮的小青龙汤法等。而猪苓汤可谓一方三法，将育阴、清热、利水三法融为一体。八法之中，百法备焉。

医者临床中根据复杂证候，需要合理搭配选择不同的治则治法，法与法的联合应用，更为恰当的适应复杂的临床病证变化。在逐层深入确定的治则治法指导下，将法与法配伍组合，从而构建了整个中医临床治疗体系。

## 八、治则治法研究意义

王永炎院士在人民卫生出版社的《中医临床必读丛书》序言中谈到："中医治学当溯本求源，古为今用，继承是基础。"韩愈《师说》曰："古之学者必有师。"数千年来的中医发展离不开中医传承，传承是数千年来推动中医不断发展进步的动力，历史上璀璨如星河的中医经典著作承载着传承，又在不断创新发展，从而形成百家争鸣的学术流派，可以说传承与创新是中医药事业发展的永恒主题，也是推动中医药事业前行的动力。传承也是中医发展的关键。辨证论治和整体观念是中医的基本特点，疗效是中医存在的基石，而在辨证论治中，"方随法出、法随证立"是关键，治则治法上承辨证，下启处方用药，处于关键核心环节。

如何把名老中医经验更好的传承下去，也是目前中医传承的关键。在前期课题研究基础上，我们认为名老中医临床中凝练形成的特色治则治法传承是中医传承的核心，特色治则治法是名老中医经验传承的关键，也是课题研究方向。原因有四：①中医传承的是名老中医临床思维；②临床思维具体体现在治则治法中；③治则治法有理论源流及体系；④治则治法源自于独特的病因病机认识；⑤特色治则治法对临床实践有重大指导价值，并能够被后人传承发展。今后将在名老中医特色治则治法传承中进一步研究，以更好地推动名老中医经验传承工作。

## 九、治则治法当前研究存在的问题及展望

治则治法理论是中医理论体系重要组成部分之一，是连接中医基础理论和临床治疗的中心环节。对治则治法的研究对于提高中医临床疗效、发挥中医特色和优势、阐明证的病理基础具有重要的意义，因此，治则治法的研究成为现阶段中医学者关注的热点之一。整体而言，目前虽然对治法有了较多研究和认识，但对治法的研究不够深入，一般停留在方药药理研究水平，未能将

理、法、方、药联系起来加以研究。另外，目前治则治法的定义过于抽象笼统，导致不同学者对治则治法存在分歧，甚至治则治法混用的情况。这些方面都不同程度地影响了治法的发展。

理法方药一直是中医临床的核心。治则治法，揭示治疗原理，指导学者如何据理立法，依法制方，随证遣药。这一层次最能接触实际，除陈潮祖先生著《中医治法与方剂》和最近写成的《中医病机治法学》外，还未有更多的同道从事研究。在中医教育中，缺少治法课程，致使理法方药四个环节缺少治法一环。若不着手解决，将会影响深入发展。从一方体现一法来讲，这是讲授方剂应该重点完成的任务。方剂是古人依法制定的。方即是法，法即是方，已成医者常识。明代张景岳高度重视方剂承载法的重要性，认为"夫方之善者，得其宜也。得其宜者，可为法也。方之不善者，失其宜也。失其宜者，可为鉴也"，并提出了"补、和、攻、散、寒、热、固、因"的八阵概念，以方载法。方剂具体体现治则治法，示人如何根据病机去立法组方，使学者有法可循，掌握依法立方，依法用方，依法释方，依法类方知识，但因教材编写存在缺陷，只讲某方有何功效，不讲某方体现某法，这无疑会影响到就一方代表一法的研究工作。

对于以往的研究，较少关注隐性知识的挖掘及显化；中医理论尤其是经典理论的掌握不够扎实，未能充分重视中医辨证论治的思辨过程，导致尤其是院校式传承模式的传承人难以领悟及掌握名老中医临床思辨的本领，导致中医临床水平的下降。再有就是有些研究脱离中医药的特点、单纯强调西医研究的科学性而不能做出客观的结果。因此，对于名老中医传承的研究应该注意规范治则治法的内涵，另外，名老中医特色治则治法来源于传统治则治法，又不同于传统的治则治法，不能拘泥于治则治法含义。

中医的最大魅力在于优越的临床疗效，所以在研究名老中医的经验的同时，跟师临床学习，学习其独特、有效的临床思辨体系应当引起重视；中医经典是中医的根基，不能掌握中医的经典理论就不能很好地领悟名老中医的经验及成才之路，也不能客观地评价名老中医经验，所以经典的学习不能忽视。

中医药学是一个实践性很强的学科，千百年来中医之所以能够生存并且得到群众的喜爱正是由于其卓越的临床效果。所以通过临床研究是总结、验证、深化、发展理论经验，寻找正确有效的传承模式与方法的有效、不可或缺的途径。正如徐春波等所说"通过临床应用研究，在实践中不断深化理论认识，提高名老中医临床经验的传承效率，这是名老中医传承研究的重要途径"。

总之，当代名老中医治则治法的研究取得了巨大成就，我们必须突破传统思维定势，走出困惑，引入新的科学概念和方法，同时特色治则治法的传承研究要符合中医药学自身特点，不能单方面追求现代科学的科学性，而忽略中医自己的特色；随着信息技术的发展，基于信息技术与数据挖掘方面的应用应该加以开发应用，以保证名老中医传承的深度、科学性、全面性及准确性，需将循证医学与定性研究引入到名老中医传承研究中，来为临床决策或路径的制定提供科学、可靠的证据。

# 参 考 文 献

[1] 颜乾麟. 关于中医临床思维的思考[J]. 同济大学学报( 医学版),2010,31( 5): 1-2.

[2] 张立平.《素问》"运气七篇" 治则治法研究[D]. 北京: 中国中医科学院,2006,12.

[3] 张登本,孙理军. 治则治法理论研究的现状与思考[J]. 中医药学刊,2005,23( 1): 17-19.

[4] 王雪华.《金匮要略》治则治法辨析[J]. 河南中医,2006,2: 15-18.

[5] 张浩良. 治则治法新论( 纲要 )[J]. 山东中医学院学报,1988,12( 4 ): 43-46.

[6] 恽铁樵. 伤寒论研究. 北京: 学苑出版社,2007: 12.

[7] 李士懋,田淑霄. 汗法临证发微[M]. 北京: 人民卫生出版社,2011: 22-30.

[8] 王四平,吕淑静,吴中秋,等. 李士懋论汗法[J]. 中医杂志,2013,04: 283-285.

[9] 薛鸿浩,张惠勇,鹿振辉,等. 邵长荣运用芩部丹治疗肺结核的经验[J]. 山东中医药大学学报,2010,06: 520-521.

[10] 邵长荣. 中医药治疗对抗痨药物产生耐药性后的空洞型肺结核的疗效观察( 附: 肺 1 号合剂在试管中的抑菌作用及动物实验治疗观察 )[J]. 上海中医药杂志,1965( 9 ): 4-8.

[11] 莫莉. 冠心病气虚血瘀证的临床特征及益气活血法干预的实验研究[D]. 长沙: 湖南中医药大学,2008.

[12] 王永炎,刘丙林. 中风病研究进展述评[J]. 湖南中医药导报,1998,4( 1 ): 9.

[13] 刘岑,高颖,邹忆怀. 化痰通腑法治疗中风痰热证之临床应用与理论创新[J]. 中国中医基础医学杂志,2011,17( 1 ): 89-91.

[14] 李士懋,田淑霄. 汗法临证发微[M]. 北京: 人民卫生出版社,2011: 22-30.

[15] 夏桂成. 月经周期与调周法[J]. 南京中医药大学学报,1998,14( 3 ): 141-143.

[16] 姜春华与 "截断扭转" 理论[J]. 中国社区医师,2005,21( 14 ): 34.

[17] 朱良春. 先发制病,早用通利[J]. 中国社区医师,2003,18( 1 ): 24.

[18] 赵锡武. 赵锡武医疗经验[J]. 北京: 人民卫生出版社,1950. 47-50.

[19] 姜春华. 扭转截断重祛邪,先证而治勿因循[J]. 中国社区医师,2003,18( 1 ): 21-23.

[20] 张晓雷,马家驹,沙茵茵,等. 论 "从构成角度将治则治法进行区分与分级"[J]. 环球中医药,2015,8( 11 ): 1414-1415.

## 第二节　治则治法的传承研究方法

治则治法传承研究是名老中医传承的核心，具体体现了名老中医临床经验中所蕴含的临床思维与临床思辨体系。名老中医特色治则治法传承研究课题组将名老中医特色治则治法作为重点研究方向，系统归纳总结了名老中医治则治法传承研究方法。

### 一、治则治法研究的方法学现状及困境

定量研究（quantitative research）是一种对事物可以量化的部分进行测量和分析，以检验研究者自己有关理论假设的研究方法。自循证医学兴起之后，定量研究大量应用于中医药领域的研究。定量研究有一套完备的操作技术，包括抽样方法（如随机抽样、分层抽样、系统抽样、整群抽样）、资料收集方法（如问卷法、实验法）、数字统计方法（如描述性统计，推断性统计）等，正是通过这种测量、计算和分析，以求达到对事物"本质"的把握。经典的定量研究可以概括为，它是一种演绎式思维方法：结论来自于先前的假设，研究者先形成一个假设，使用既有理论对结论进行预测，然后收集合适的数据，最后对数据进行量化分析，验证假设。定量研究一经确定，便有完整的计划，有固定的研究结构和程序。定量研究的基本过程是呈线性的，而且是从上而下进行，进而验证（或否定）某一假说。并在此基础上有着自己特定的信度和效度的检验。

目前在中医学研究领域里，典型的定量研究应用莫过于随机对照试验（randomized controlled trial，RCT）的大量使用。RCT 被认为是评价干预措施效果的"金标准"，它对于评价简单的干预措施如西药的疗效是很适合的。但是对于评价中医学中的复杂干预措施时，这种寻求统计学上因果量化关联的评价方法就显现了局限性。在名老中医的临床经验研究，中医古文献的研究等，存在大量的非数字化信息，都是 RCT 所望尘莫及的。

同样，在名老中医特色治则治法的挖掘研究方面，定量研究没有合适的资料收集和分析的方法，在这些方面，数字的表达能力远远不如文字全面。面对名老中医的主观感受、辨证过程、治则治法、选方用药思维等资料时，定量研究在把研究对象的观点进行数字化处理时往往忽略了人的主观观点与思维过程，从而丢失了研究中所包含的社会及文化内涵和信息价值，难以将名老中医的经验准确地收集整理总结。中医药体系所包含的社会人文因素甚多，多年来的定量研究经验告诉我们，定量研究所挖掘的信息还远远不够。

## 二、定性研究在名老中医经验传承方面的优势

定性研究(Qualitative research)是根据人种学、现象学、解释学等研究思想方法形成的一种社会学研究方法,广泛应用于社会科学领域。经典的定性研究可以概述为,它是一种归纳式思维方法:关注特殊的现象(而不是普遍),从具体到整体进行推理。定性研究者试图收集丰富的描述性资料,并在此基础上进行结论的归纳,在资料意义挖掘过程中进行理解。

定性研究源自于社会学研究方法,是社会科学领域的一种基本研究范式,也是科学研究的重要步骤和方法之一。定性研究方法于上世纪初被广泛应用于人类学、社会学、心理学、民俗学等学科,上世纪九十年代已经被逐渐应用于医学研究领域。有学者指出定性研究将是21世纪医学研究的主要方向之一。

定性研究是用文字描述现象,而不是用数字加以度量。在自然情境下采用多种资料收集方法对社会现象进行整体性探究,使用归纳法分析资料和形成理论,通过与研究对象互动对其行为和意义构建获得解释性理解的一种活动。其优势在于能够对复杂的、特殊的现象进行深入细致的描述与分析,能了解研究对象复杂的、内在的心理、思考方式、经验,即人的内在主观世界、言语、行为等所包含的意义和信息,以及无法量化的整体背景下的个体研究等。

定性研究与定量研究尽管各有自己的一套方法和研究步骤,但两者不是对立的,而是互为联系和互为补充的。定性研究能够补充和完善定量研究的论证结果,两法并用能够获得临床研究和医疗卫生研究中更为全面的信息。定性研究强调在自然情境下(非干预试验中)探寻能够帮助研究者更好理解在疾病过程中的社会因素和主观因素,如个人观点、感受、经验和对事物的理解等。

定性研究能够很好地体现中医思维方法。中医从有关岐黄问答的经典著作《黄帝内经》《难经》,到持有中医特有诊疗技术的郎中和坐堂先生,从四诊"望、闻、问、切"到"天人合一""形神统一"的哲学理论体系以及"辨证施治"的中医治疗观,它们的产生都以古代朴素的辨证哲学为指导,广泛吸取人文科学、社会科学、心理学等多学科的知识。大量的直观资料和前人论治经验为中医学的发展奠定了基础。定性研究关注的是"人"的"内世界",与中医研究的"以人为本"的核心思想不谋而合。从中医认识疾病和诊疗过程到中医临床发现,都可以找到中医学与定性研究的共鸣之处。中医的"辨证论治""治则治法"等一直是定量研究无法做到客观量化的一个研究难题,它涉及中医师头脑中的思辨过程,患者的主观陈述两方面,其中前者是主导。但运用定性研究方法可以更为深入地探索这个思辨过程,从而使中医的临床发现更好地

展现出来。因此在名老中医特色治则治法研究方面,定性研究显得更为合适。

定性研究方法目前在我国应用较少,在中医药领域属于尝试探索阶段。近年来在我国的中医药领域也进行了一些有益的探索,其中以定性访谈法最为常用。如:"基于访谈法对天王补心丹治疗心阴虚失眠的定性研究与临床观察",对周绍华教授及其学生徒弟进行关于天王补心丹治疗心阴虚失眠的半结构式访谈研究。"陈可冀血瘀证辨证方法传承研究",对陈可冀院士以及传承人进行半结构式定性访谈,以研究陈可冀院士血瘀证辨证方法探索研究。潘秀娜等运用扎根理论与内容分析法对与疲劳相关的论述进行整理研究,确立分析单元、建立类目,然后根据类目定义将分析单元编码归类,提取中医文献中疲劳相关的病因病机。廖星运用半结构化个体访谈法分别对中国北京五家三甲医院的内分泌科或肾病科部分中医师及其所管理的住院病人进行了访谈,且对中医师的部分日常临床门诊活动进行了参与式观察,同时对英国从事中医实践的中医师进行了个体访谈和焦点组访谈,结合三角互证法、框架分析法、应用定性分析软件以探索中医师诊治疾病的过程。

## 三、中医传承中已经蕴含着定性研究方法内容

1958 年 10 月 11 日,毛泽东同志批示:"中国医药学是一个伟大的宝库,应当努力发掘,加以提高。"那么如何挖掘? 如何提高? 通过何种方法达到挖掘、提高的目的? 就是中医如何传承的问题。由于中医药学的特殊性,没有广泛的临床、没有名师指点很难体会到中医理论的深奥微妙。所谓"古之学者必有师"。李东垣师从于张元素,朱丹溪师承于刘河间的门人罗知悌,就是较为典型的师承关系。可以说中医发展史就是中医的传承史。在发展过程中,先人不断总结、归纳整理、提高,进而发展了中医药学,因此,传承是中医药学不断发展进步的动力。名老中医是我国中医药事业发展最宝贵的智力资源和知识财富,在中医药的继承创新中发挥着不可替代的重要作用。老中医的宝贵经验亟待有效地传承,继承工作的开展,都是建立在整理名老中医学术经验的基础上。黄素英对全国 117 位著名中医药专家进行了调查,结果查显示:有师承经历的 78 人,占 66.7%。由此可见,绝大多数名老中医在成长的过程中,都有师承名医的经历,得到过名师的点化。

中医药学本身难以定量。如中医药理论的邪气,风、寒、暑、湿、燥、火、痰、食、瘀等,难以用量来表示;虚实辨证中,如虚分为气虚、血虚、阳虚、阴虚、津伤等也是难以量化的;四诊当中症状的严重程度,如疼痛、乏力、口干、舌红、苔腻、脉有力、脉无力等也难以用量来描述。甚至有医家在脉虚脉实中,又将脉虚分为脉无力与脉减,脉减属于正常与无力之间;临床立法处方中,某方、某药的加减、药物的用量等,可能跟每个医家的习惯、学术观点的不

同而有所不同。

在中医师承教育的历史中，有私淑之说法，是指未能亲自受业但通过自学等方式承传其学术而尊之为师，如张子和私淑刘河间、张景岳私淑李东垣等。但私淑易可造成困惑，如众多医家私淑仲景，但仲景学说以条文形式流传，并未形成系统理论，以至于解读《伤寒论》者数百家，至今未能形成统一认识。因此，有必要对名老中医的学术进行挖掘整理，避免后学者的困惑，只有这样，才能更好地传承名老中医的学术思想、临床经验。如何更有效的继承，即在于有效的归纳、整理、总结名老中医学术，而这些虽无定性研究之名，却已有定性研究之实。因此，从古代中医传承历史来看，始终都贯穿着定性研究的方法。

对于名老中医经验的传承，最经典也是最为有效的方法即为跟师抄方与老师文献的阅读体会，这个跟学生的经历、中医基础知识的掌握、悟性等息息相关，不同的学生挖掘到的重点不同、深度也不同，同时，即使读了大量的文献与医案仍然难以临床，还需要跟师体悟临床看病的思维与过程。然而，由于以上只是个人的体悟，没有严格的研究设计与质量控制，因此，标准定性研究的引用也可以对名老中医治则治法的传承研究进行规范，提高循证等级。鉴于以上原因，对于定性研究引入中医药传承研究具有广阔的前景。

## 四、名老中医经验传承需要定性研究方法

中医学根基于中国传统文化，处处透发着传统文化的气息，正如江泽民总书记所讲的"中医药学是我国医学科学的特色，也是我国优秀文化传统的一部分"。这里明确指出中医学涵盖了文化和科学两方面，中医学在长期的发展历程中，将中国传统的人文科学与自然科学进行完美的结合，这就决定了中医学有其自身的独特性和规律性。

中医理论中包含着丰富的知识体系，而其经典医著往往言简义奥，临床更是灵活多变，无定法定方定药，必须具备一定悟性才能悟透中医医理，读医经而能读无字处，并能将中医理论灵活运用于临床方为一个有悟性的医生。目前我国对于中医药定性研究大多局限于方法学探讨，使用定性研究方法开展中医药临床、理论的原始研究较少，而且中医学由于学科特点，本身具有大量的不可量化的人文信息，因此，定性研究方法在中医药临床研究的探索具有重要意义。创新性使用社会学定性研究方法开展名老中医学术经验传承的研究，采用定性研究的方法，制定出具体的访谈提纲，通过深度访谈，可以获得直接的一手资料，进行数据编码，并归纳分析总结。这无疑将对中医传承起到很好的推动作用。并为其他名老中医的传承提供有益的可借鉴的模式。同时可扭转现代循证医学对名老中医医技经验的证据级别不够重视的现状。

**（一）扎根理论在中医经验传承中的应用**

传统的定性研究方法，如观察法等，偏重于对真实世界客观现象的观察、描述和解释，忽略对内在规律的探寻。其目的在于理解某些社会现象、人类行为的规律和意义。其研究结果往往由于庞大的文字资料而显得凌乱庞杂，更像是对某种现象发生过程的记载。由于并不强调构建理论，所以其研究结果的适用性普遍偏低，往往困惑于其研究结果是否有理论的指导价值或确实的应用价值。

"扎根理论"（grounded theory）是定性研究中比较先进的方法，扎根理论（grounded theory）研究法是由芝加哥大学的 Barney Glaser 和哥伦比亚大学的 Anselm Strauss（1967）两位学者共同提出来的一种研究方法，是运用系统化的程序，针对某一现象来发展并归纳式地引导出理论的一种定性研究方法。扎根理论在中医传承中可以达到构建理论的目的，将该方法引入中医传承研究中，是基于扎根理论以下的功能：①扎根理论能够为现实经验到理论之间的中层架构理论提供一套严谨、可操作的方法；②注重对现象的深入观察和归纳，更能挖掘出名老中医医疗行为中的深层规律，从而归纳出名老中医的临床思维模式；③扎根理论追求高度概括的抽象化理论，是基于量化规范的质化研究，从而有助于提升传统定性研究中资料整合的效率，能在一定程度上超越具体情境。

可以使研究者通过对原始资料的深入分析、抽提，逐步构建理论框架。是自下而上将资料不断地进行归纳、概括、浓缩的过程。扎根理论挑战了当时作为研究主体的"演绎"的方法，而强调用"归纳"的方法来产生理论。扎根理论相较于其他的定性研究方法，可以对现有的知识进行凝练，对于所存在的现象进行新的描述和发掘，产生新的思想和理论。因此，定性研究中扎根理论的方法可以实现通过对传承人的访谈，进行抽提、凝练，从而形成更为恰当的学术体系。扎根理论特别强调从原始资料中提升理论，认为应该扎根于资料进行深入分析，通过不断归纳比较，然后逐步形成中层理论。这是一个归纳的过程，从下往上将资料不断地进行浓缩，理论一定可以追溯到其产生的原始资料，一定要有经验事实作为依据，这是"扎根"二字的具体含义。当理论与资料相吻合时，理论便具有了实际的用途，可以被用来指导传承者进行医疗实践活动。这就是从原始资料中提取出的实质理论，也称中层理论。

然而扎根理论不仅可以用来构建实质理论，在实质理论积累到一定数量时，扎根理论同样可以被用来构建更加抽象的形式理论。扎根理论认为知识是积累而成的，是一个不断地从事实到实质理论，然后到形式理论演进的过程。这个过程使得理论具有了生命力，不断地发展与完善。

### （二）扎根理论的基本思路与方法

扎根理论扎根于现实资料中，收集大量相关的现实资料就是研究进行的第一个关键步骤。扎根理论的资料形式多样，包括文字资料形式：田野研究材料、临床病案、医书古籍、会议报告、自传、日志等；口头资料：访谈录音等。研究者在资料分析过程中自我反思的备忘录、已存的文献、参与者的反馈以及其他观点均可构成资料的一部分。定性研究方法中提供很多可行的资料搜集方法，如观察法、深度访谈法、民族志法、文本分析法等，但是方法只是工具，它们要为研究目的服务，数据搜集的方法是由研究问题所决定的，在研究过程中，数据搜集的方法甚至不是确定不变的，研究过程中所产生的新的问题会引导研究者形成新的数据搜集方法，它可以使复合的或序列的方法。在数据收集过程中，方法可以是灵活多变的，但是数据的深度和范围却是有严格要求的，因为研究的质量和可信性是从原始数据开始的，所以数据必须达到两个标准：描述经验事件的恰切性和充分性。不管采用什么方法，研究者都要充分收集符合任务的数据，要尽可能给出关于该问题的完整图景，这将是研究者强有力的说话基础。

扎根理论研究中，资料分析是通过对资料的编码和归类来实现的，资料的逐级编码是最重要的一环。根据抽象程度可把编码分为三个不同层次：开放式编码、主轴式编码、核心式编码。

传统的理论构建方式常常走的是自上而下的路线，即：从现有的、被认可的概念、命题或理论体系出发，通过分析原始资料、对其进行逻辑论证，然后在证实或证伪的基础上进行部分的创新。而扎根理论则提倡一种自下而上的方式，即：从原始资料出发，通过归纳分析逐步产生理论。这种自下而上的理论构建往往需要以中层理论构建为桥梁，特别是针对复杂、多样、模糊世界所开展的研究。

扎根理论既不同于实证研究，将经验数据量化处理后不再对理论进行进一步、多角度的挖掘阐释，也不同于其他定性研究对资料收集和分析过程的难以重复性。研究者所记录的是研究全程，并且通过备忘录的形式不断分析，记录灵感和启发，不仅是对所发生事实的记载，还包括研究者自身的思考过程和逐步分析形成理论的过程。这些资料可以在任何时候被查阅、引用，乃至其他人进行自己的扎根式分析。可见，"扎根理论研究方法"质"的特征主要体现在其资料收集过程中，而其"量"化特征则主要体现在资料的分析策略之中，特别是其编码技术。它在一定程度上统一了量化与质化研究思想，为不同方法的整合做出了有益的尝试。"

## 五、名老中医特色治则治法关键技术的凝练与整理

在中医诊疗决策过程中,名老中医个人独特的理论背景、临床经验、学术观点和思维模式起着至关重要的作用。针对这些难以用数据描述和解释的内在主观世界,定性研究方法近些年已被越来越多地应用于对名老中医临床经验、学术体系以及传承方法的研究。

从方法学角度看,定性研究涵盖了极丰富的具体研究方法和理论,包括观察法(observation)、访谈法(interview)、焦点访谈法(focus group discussion)、扎根理论(grounded theory)、框架分析法(framework analysis)、行为研究(action research)、现场研究(field research)、分析归纳法(analytic induction)等等。

访谈法是定性研究中的常用方法。定性访谈的目的是为了最大限度地获取有用信息。定性访谈有自己独特的信度、效度、推广度,不同于定量研究。在国外的医学研究中,定性访谈法已经是一种常用的研究方法。国内也有引入,但在中医临床研究领域里尚较少见。

本研究将定性研究方法引入名老中医特色治则治法传承研究中,是基于定性研究的以下特点:①尊重名老中医及其传承团队的主观经验感受,能够最大程度的保留原汁原味的个性理论,以人为本;②具有完善的、可操作的针对无法用数据描述的复杂现象的资料收集方法和分析方法,解决了数据资料所不能描述的复杂信息的收集和分析问题;③具有严格的评价和质控标准,改善了既往名医经验体悟式总结研究中循证等级低、可重复性差、可信度低的问题;④通过特定的分析方法,能够对复杂现象形成解释,凝练出模式与理论。

名老中医特色治则治法传承研究拟采用实物资料法、半参与性观察法、半结构式定性访谈法、焦点讨论法、扎根理论等定性研究方法,对名老中医及其学术传承人等进行访谈,或进行面对面的一对一的深入访谈,或组织焦点组访谈等,来探索特色治则治法确立的思辨过程,从不同角度去论证名老中医特色治则治法临床运用过程。收集和整理特色治则治法的理论论述和评价,丰富和完善特色治则治法理论数据库,在此基础上,运用实物资料法、扎根理论分析方法,对特色治则治法的源流、基本概念、辨证要点与临床适用症等有关理论体系、创新特点、传承模式方面进行总结梳理,提炼其学术观点,从而科学认识与评价、梳理与凝练,并构建与完善特色治则治法理论体系;探索定性研究方法在名老中医特色治则治法的运用途径及操作方法;总结并探索切实可行的特色治则治法的推广流程与规范。

## 六、以李士懋教授汗法研究为例

研究目的:梳理构建李士懋教授以特色汗法为技术核心的理论体系和传

承模式。探索以扎根理论为基础的定性研究方法在名老中医特色治则治法传承中的运用方法。

研究内容：在理论源流、汗法概念、病机认识、辨证要点、适应证、禁忌证、预后转归等方面对李士懋教授以特色汗法为核心的理论体系进行深入梳理、挖掘与凝练。

研究对象：李士懋教授及其传承团队共计15人，所有研究对象均以口头知情同意告知研究内容，均取得配合。除李士懋教授本人外，对研究对象资料和基本情况均作保密处理，对参与本次研究的传承团队进行编号，不以真实姓名出现。研究对象基本信息及访谈、参与性观察、调查问卷信息，详见表2-1。

李士懋教授特色汗法为名老中医李士懋教授的独创性理论，在研究过程中尽可能地从李士懋教授本人观点出发，采用深度访谈法挖掘其理论思想。以结合文献资料的三级编码分析结果为依据，采用扎根理论"理论抽样"的原则，即通过初步分析结果决定下一步抽样对象，以获取资料最大化为目的，从李士懋传承团队中抽取16位。

纳入标准：①具有良好表达能力，并且有充裕时间配合研究。②参与李士懋教授汗法传承教学活动，跟随门诊半年以上，每周≥1次。③对汗法的理解经过李士懋教授本人认可。

根据纳入标准，排除1例因口音问题难以交流的传承人员，排除1例因时间安排问题不能配合研究的传承人员，剩余14位传承成员参与了本研究（表2-1）。

表2-1 研究对象基本信息（其中第1位为国医大师李士懋）

| 人员编号 | 性别 | 年龄 | 跟诊时间（年） | 职称或学历 | 观察次数 | 访谈次数 | 调查问卷 |
|---|---|---|---|---|---|---|---|
| 01 | 男 | 78 | | 教授 | 4 | 5 | 0 |
| 02 | 男 | 33 | 3 | 主治医师 | 3 | 2 | 1 |
| 03 | 男 | 44 | 3 | 民间中医 | 2 | 0 | 1 |
| 04 | 男 | 52 | 3 | 副主任医师 | 2 | 1 | 1 |
| 05 | 男 | 42 | 5 | 副主任医师 | 1 | 1 | 1 |
| 06 | 男 | 40 | 5 | 教授 | 3 | 2 | 1 |
| 07 | 女 | 44 | 1.5 | 副主任医师 | 4 | 1 | 1 |
| 08 | 男 | 43 | 3 | 住院医师 | 2 | 0 | 1 |
| 09 | 男 | 46 | 3 | 主治医师 | 4 | 1 | 1 |

续表

| 人员编号 | 性别 | 年龄 | 跟诊时间（年） | 职称或学历 | 观察次数 | 访谈次数 | 调查问卷 |
|---|---|---|---|---|---|---|---|
| 10 | 男 | 48 | 4 | 教授 | 1 | 1 | 1 |
| 11 | 男 | 23 | 1 | 本科 | 4 | 0 | 0 |
| 12 | 男 | 22 | 0.5 | 本科 | 4 | 0 | 0 |
| 13 | 女 | 44 | 0.5 | 乡医 | 2 | 0 | 1 |
| 14 | 女 | 34 | 0.5 | 副教授 | 3 | 0 | 1 |
| 15 | 男 | 41 | 0.5 | 主治医师 | 4 | 0 | 1 |

研究工具为研究者本人与定性研究软件 ATLAS.ti7。

研究者培训及前期工作基础：认真阅读汗法、脉学相关书籍包括《伤寒论》《金匮要略》《濒湖脉学》等；李士懋教授相关书籍包括《汗法临证发微》《溯本求源平脉辨证》《脉学心悟》《仲景脉学求索》等；检索与查阅古今汗法应用的著作、文献资料，作为访谈问题的制定依据及资料补充。阅读定性访谈相关书籍及文献包括《循证中医药定性研究方法学》、"定性访谈法在中医临床研究中的应用""定性研究的主要方法及其在中医临床研究中切入点的探讨""医学研究领域里定性访谈法的质量控制与评估"等；对定性研究的实物资料法、不完全参与观察法、半结构式访谈法、焦点访谈法、扎根理论等及定性研究软件使用进行培训；对名老中医传承、定性研究等方面的专家进行专题咨询与访谈，详见表 2-2。

表 2-2 专家专题咨询与访谈

| 访谈主题 | 访谈对象 |
|---|---|
| 中医治则治法的概念，治则治法在辨证论治过程中的地位和意义，特色治则治法的研究意义 | 中医科学院：传承博士后于智敏，治则治法研究室：金香兰<br>北京中医药大学基础医学院：王天芳 |
| 名老中医学术传承的现状和难点？中医治则治法传承需要解决的关键性问题？ | 北京中医医院赵炳南名医工作站：张广中、张苍、孙丽蕴、徐旭英 |
| 治则治法的研究方法？本研究是否能够在方法学上有所创新？定性研究方法与本研究的契合度 | 北京中医药大学循证医学：刘建平、于河、廖星 |
| 本研究的重点难点？如何对治则治法进行研究 | 中医局：邱悦、王思成、陈榕虎<br>支撑办：孙塑伦 |

观察资料：研究者作切身参与到李士懋教授与传承团队的临床与教学活动中去，采用半参与式观察法收集资料，资料的收集主要围绕李士懋教授及其传承团队的临床诊疗与语言互动。

访谈资料：研究者通过半结构式定性访谈法对李士懋教授及其传承团队进行进一步资料收集，李士懋教授每次访谈所用的访谈时间为 20~60 分钟，传承团队焦点访谈时间为 60 分钟，观察和访谈使用口头知情同意。每次访谈事先制定开放式访谈提纲，依访谈的具体情况灵活安排问题顺序和深入访谈的内容，以访谈现场获得的信息为依据进行调整，对录音、录像资料进行采集。访谈问题根据定性研究草案制定。

资料转录：采用全转录的方法，研究者本人将录音录像资料转录成文字资料，摒弃主观偏见，不遗漏信息。为保证转录的准确性，由不同的参与者对转录的资料进行再次转录核对。

资料分析：使用定性分析软件 ATLAS.ti7 进行资料分析（图 2-1）。观察性研究中，研究者关注李士懋教授与传承团队之间互动过程的全程信息。文献资料和观察性资料作为访谈资料的补充与后续形成的理论进行比较。

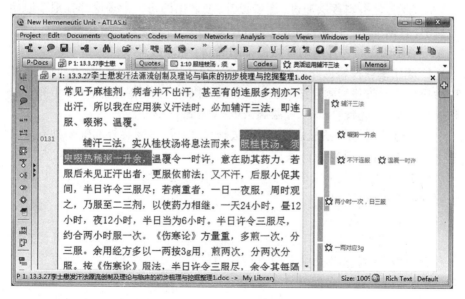

图 2-1　定性分析软件 ATLAS. ti 7

访谈转录资料使用三级编码过程，即开放式编码（open coding）、轴心式编码（anxial coding）和选择性编码（selective coding）。开放式编码使用每段编码，然后对初始编码（initial codes）进行对比，从而产生类属（category），此时，最重要的就是具有开放的态度，尽可能多的搜集信息，寻找新的领域。在轴心式编码阶段,分析各个类属之间的关系,分析因果关系、时间关系、情境关系、过程关系、策略关系等,形成关系线,各个关系线就形成了关系网。选择性编码阶段,总结核心类属,选取所有核心类属相关联的类属。

在本研究中,研究者根据资料分析中的具体情况,将编码和类属按照等级从低到高定义为:编码(code)、概念(concept)、类属(category)、核心类属(core category)。该研究在收集资料和分析资料的过程中,研究者始终遵循不断对比、总结的方法,锻炼自身的理论触觉(theoretical sensitivity),注意是否存在变异信息及其对于理论的贡献,以备忘录的形式进行分析记录,提高理论的普适性。

质量控制:严格按照定性资料的收集方法要求,实时以录音、备忘录的方式进行记录,对原始资料进行编码保存,以保证结果的真实性。在资料转录过程中,研究者通过反复阅读、聆听原始资料,深入理解研究对象,以保证全面的转录,不遗漏信息,关注被研究者说话的语气、神情、肢体动作等以更加深刻理解原始资料的语境。在资料的分析过程中,严格按照三级编码、不断比较的方法,使资料逐层递进,逐步提升,使产出的每一个理论都扎根于原始资料中,有据可循。详见技术路线图(图2-2)

**(一)李士懋特色汗法的理论框架的确立**

**1. 李士懋教授特色汗法的理论源流** 萌芽阶段——《黄帝内经》时期对汗法治疗里证的萌芽和测汗法的萌芽;发展阶段——《伤寒杂病论》对于测汗法和战汗的发展;完善阶段——《温病条辨》对于战汗的完善。

**2. 李士懋特色汗法概念** "发汗法是通过发汗以驱逐外邪的一种方法。"李士懋教授指出,其特色汗法属于狭义发汗法中的药物发汗法范畴,与其他汗法理论不同之处在于以下三点:①必加辅汗三法;②必令正汗出;③以测汗法评价是否达到正汗出。

概念1:广义发汗法

"广义"发汗法是指用汗吐下温清补和消八法,使阴阳调和,可使正汗出者,此即广义汗法。其中有两点须强调:一是八法皆可令人汗的可字。可者,可致汗出,而非必然汗出。若用八法而得正汗者,则属广义汗法;若未得汗,或反见邪汗、脱汗者,则非广义汗法。二是强调正汗出,若用八法后所出者非正汗,而是汗出不彻、或邪汗、脱汗,当属误治,也不属于广义汗法。"

八法皆可令正汗出,此处的汗出并不是治疗目的,而是机体阴阳调和的一种外在表现,即应用八法达到了阴阳调和,然后可汗出,也可能没有汗出,李士懋教授将有汗出的这一部分归于广义发汗法范畴。

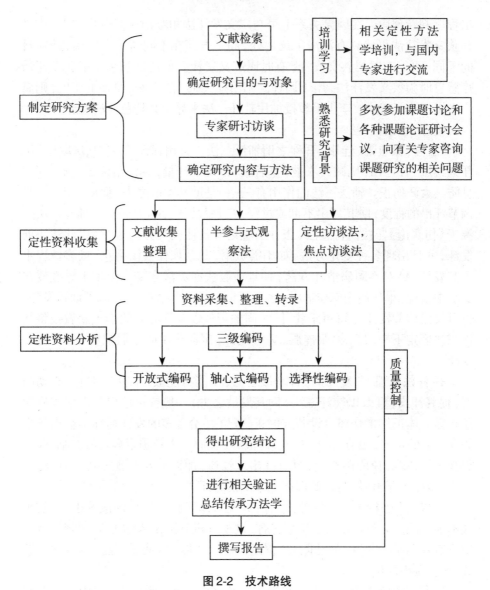

图 2-2 技术路线

概念 2：狭义发汗法

"狭义"汗法是指经服发汗剂或针熨灸熏等法治之后，必令其正汗出的一种方法，称狭义发汗法。其中有两点须要强调：一是使用了必令其正汗出的必字，即必经发汗使正汗出而邪乃散的一种治疗法则。若虽予发汗剂而汗不出，或汗出不彻，则为误治或药力未达。二是强调所出之汗必须是正汗，若为邪汗、脱汗，则为误治，皆非狭义发汗法。"

狭义发汗法是以正汗出为目的，从而达到阴阳调和，并通过测汗法以汗出程度判断预后。在因果关系上可与广义发汗法相鉴别。但在临床上,广义和狭义发汗法仍然具有混淆争议之处,同一方药在不同情况下使用,治疗目的不同,可能有时属狭义发汗,有时属广义发汗。如桂枝汤用于解肌发汗治疗感冒时为狭义发汗法,用于调理阴阳治疗失眠、自汗等,如有正汗出,则属广义发汗法范畴。故李士懋教授加用辅汗三法来界定其特色汗法概念。

概念3:辅汗三法

"温覆、啜热粥、连服,吾称之谓辅汗三法。吾用辅汗法,常三法联用,不汗则继服;汗已出,则减其衣被,止后服,以调节汗量,令汗出绵延三五小时,且防其大汗伤正。辅法三法的作用有三:一是助其发散之力,促使汗出;一是调节汗出的程度,防其汗出不彻或过汗;三是益胃气,顾护正气。"辅汗三法来源于《伤寒论》桂枝汤将息法,张仲景应用麻黄桂枝类方药时,多以此法协助发汗,并且出现多种变化方法,如不需啜粥,其余如桂枝汤将息,或多饮温水令其发汗,针对不同病情和方药,仲景煎服法亦灵活多变。但李士懋教授在实践中发现,单独使用麻桂剂时,多无汗出,必加用辅汗三法,即可加强发汗,也可灵活调节发汗时间和汗量,同时固护正气以资汗源。故李士懋教授将辅汗三法固定下来,即:温服连服、盖被发汗,服药半小时后服热稀粥,使持续发汗。

**3. 汗法机理** "发汗剂,皆辛散之品,辛能行能散,能开达玄府,鼓动阳气,促其汗出,且兼以辅汗三法,助其发散之力,一般皆可汗出。但根本机理还要靠人体正气来祛邪。设若人的正气已亡,给再多的发汗药亦不会出丝毫的汗。人的正气,虽有气血、营卫、津液等,统而言之乃阴阳耳。故在临证时,需视正气强弱,使阴阳充盛,且升降出入畅通,加以辛温发散之剂,辅以辅汗三法,方能正汗出而祛邪,此即阳加于阴谓之汗。"

总结李士懋特色汗法机理:①补:补充人体气血、营卫、津液等正气,使正气不足者阴阳充盛。②通:开达玄府,调整气机升降出入的道路,调畅三焦,使不通者得通。③温:鼓动阳气,促进发汗。④助:以辅汗三法助其发汗、助其胃气、调整汗量。

**4. 汗法适应范畴** "汗法本质为祛邪之法,汗法所祛之邪为阴邪,即寒邪、湿邪,根据病邪深入程度,可有皮、肉、筋、脉、骨、脏腑,皆可汗而解之。再根据机体正气强弱,气血津液阴阳之盛衰,在单纯汗法之中辅以扶正,以资汗源,从而达到汗出邪去,阴阳调和的目的。"

关于发汗法的应用范畴,古今皆停留在"其在皮者汗而发之"的层面。李士懋教授通过多年的临床实践,将汗法的适应范围拓展至里证、虚实相兼证及阳虚阴凝证。李士懋教授认为不论寒邪在皮、肉、筋、脉、骨、脏腑的哪一层面,均可通过发汗法鼓动阳气、祛除寒邪。即使患者兼有精血、阴阳、津液等的不足,仍可在扶正祛邪的治则指导下,应用汗法。

**5. 汗法禁忌**　"《伤寒论》里明确提出温病忌汗,汗之不惟不解,反伤阴助热,热势燔灼,转成风温。温病本属热盛,但热不寒,《伤寒论》归之于阳明病,温病中归之于气分热盛,陆九芝称,阳明为成温之渊薮,非清即下,非下即清。误用辛温发汗,助热伤阴,其为误治,自不待言。这与温病学中所云之"温病忌汗",是一致的。"李士懋教授明确支持"温病忌汗"的观点,可总结为:针对阳邪,如风、暑、燥、火等邪气,忌用汗法。

**6. 寒凝证辨证要点**　"吾在长期学习与实践中,逐渐形成了以脉诊为重心的辨证论治方法,亦即平脉辨证体系。寒邪袭人的辨证要点有三:一是脉沉弦拘紧,吾将此脉称之为痉脉;二是疼痛;三是恶寒。依其在辨证中的权重划分,脉占 80%,疼痛占 10%,恶寒占 5%,其他舌征、体征、症状,可占 5%。此乃约略言之而已。"

李士懋教授以脉诊为主确定病邪性质和正气虚实,以脉定证,把握病机核心,再根据其余体征、症状进行整体辨证。这种辨证方法建立在李士懋较对寒邪"主收引,脉蜷缩,凝滞气血,不通则痛"的理论认识和特色脉诊基础上的。但是有时紧脉也可主邪气阻滞,弦脉可主肝阳亢旺,且可多种脉象同时兼见,故仍需四诊合参,综合判断进行辨证。

概念 1: 痉脉

"痉脉的特征是沉弦拘紧。这种脉摸起来有一种呈痉挛状态的感觉,故称之谓痉脉。……拘紧之象越著,则寒凝越重,寒的轻重与脉的拘紧程度呈正比。"李士懋教授提出的痉脉可以从两方面阐释:一是脉位在沉取时最为明显,最能把握到脉象的全貌,对沉取时脉搏搏动的力度,李士懋教授分为3 类:沉取有力提示邪气阻滞,沉取无力提示正气虚弱,气血不足以鼓动脉搏,沉取脉减是介于有力与无力的中间状态,提示邪气阻滞的同时兼有正气不足。二是脉象有痉挛紧张的感觉,提示寒邪客于血脉,收引凝泣,脉道蜷缩。弦脉是指脉搏纵向紧张度高,如按琴弦。紧脉是指脉象横向紧张度高,明显者左右弹指,搏动位置不在同一点,不明显者如指下转索滚动。拘是形容上述两种脉象拘急有抽动之感,有收引之象,有弟子描述为"如水滴滴落在桌子上时先散开后因张力回收聚拢一下的感觉"。当临诊时患者脉象具有如上特点时即可判断为痉脉。

概念 2: 疼痛

"《内经》中指出寒邪外客,会引起脉的蜷缩、绌急。表现在脉象上,则沉弦拘紧,呈一种痉挛状态,此即痉脉。脉既已痉,且外引小络亦绌急而痉,气血运行受阻,故必然不通而痛。但引起疼痛的原因甚多,虚实寒热皆可引发疼痛。何以知为寒邪引起的疼痛? 脉沉弦拘紧可知。"李士懋教授根据多年临床经验,发现具有疼痛症状的人多有寒邪的因素存在,根据《内经》举痛论的观点,将疼痛作为了寒凝证的辨证标准之一。

概念3:恶寒

"寒邪所客,因寒能痹阻阳气,且寒胜伤阳,阳气不能温煦则寒。寒客肌表者,恶寒是一主要见症,其程度或轻或重,时间或短或长,只要脉沉弦拘紧,皆为寒邪所引发。"李士懋教授总结表证恶寒的四个特点:第一:初起即见。疾病出现的首发症状即有恶寒,而非继发症状。第二:寒热并见。与杂病中的畏寒不同,表证恶寒往往伴随发热,正虚外感为特殊情况,可以有但恶寒不发热。第三:持续不断。"有一分恶寒则有一分表证",恶寒伴随表证的始终。第四:伴有其他表证症状。在恶风寒的同时,多伴发热、无汗、头身痛、鼻塞、流涕、喷嚏、咳嗽、咽痛、呕恶等,但不是必然证。若寒邪之中入里,其寒象以畏寒、肢冷为多见。其寒,或隐或显,或暂或长,或局部或周身,若脉沉弦拘紧而减或无力者,皆为寒所引发。

**7. 汗法相关方药**　汗法首推麻黄类方,以辛温发散类药物为主。李士懋教授针对寒凝证,特设寒痉汤,组成如下:

麻黄 8~12g　　桂枝 10~12g　　细辛 6~10g　　炮附子 10~15g(先煎)
生姜 8~12g　　炙甘草 8~10g　　全蝎 8~10g　　蜈蚣 5~10 条。

兼肾阳虚者加二仙汤:仙茅 12g. 仙灵脾 12g;兼肾阴虚者加熟地 15g,山茱萸 15g;兼气虚者加红参 10g;兼瘀血者加桃仁、红花各 10g;兼湿者加白术 10g。"寒痉汤"是由《金匮要略》桂甘姜枣麻辛附汤加蜈蚣、全蝎组成。其中桂甘姜枣辛附汤发汗散寒解凝;蜈蚣、全蝎乃止痉散,通络、缓急、止痛,解筋肉之痉挛。

虽有此惯用方,李士懋教授仍主张遵循传统中医辨治理论,方无定方、法无定法,随证治之,临床并不局限于寒痉汤。其传承团队亦遵循此指导方法,其中参与调查问卷 13 例,各自常用汗法方药统计如图 2-3:

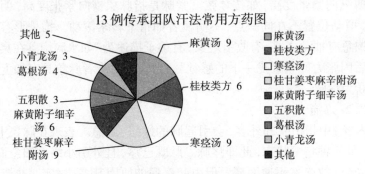

**图 2-3　13 例传承团队汗法常用方药图**

8. **汗后转归**　汗出的最佳标准即测汗法："正汗出，脉痉止"。正汗出：即微微汗出，遍身皆见，持续 2~5 小时而自敛。脉痉止：即脉沉弦拘紧也称谓"痉脉"。脉痉止即通过汗法治疗脉象趋于和缓。汗后余症，按"观其脉证，知犯何逆，随证治之"的原则处理。

测汗法："测汗法不是治则，更非汗法，而是判断病情转归的一种客观方法。正汗必须具备微似有汗、遍身皆见、持续不断、汗出而脉静身凉这四项标准。若大汗、局部出汗、阵汗、汗出而脉不静身不凉，即为邪汗。测汗法，是一个普遍法则、标准，适用于外感病的各个阶段；亦适用于部分内伤杂证而汗出异常者，包括不当汗而汗的邪汗证，当汗而不汗的内伤病。"李士懋教授将测汗法引入其汗法理论中，作为用药后判断病情转归、津液盛衰的方法。若应用发汗剂后，得正汗出，则病情向愈，邪随汗解；若出现不汗、汗出不彻、邪汗，则病邪未解，需调整方药或加大发汗力度。

9. **李士懋特色汗法诊治流程**　"我们一般的看病流程是，病人来了，先初步判断一下他的脉象，然后进行问诊，书写病史，然后依次完成望诊、闻诊，根据需要进行触诊，根据上述资料进行初步辨证和病机推理，最后再次摸脉，看是否与辨证相符，用自己推导的病机是否能够解释其脉象，对辨证结果进行校正，最后按照立法、处方、调护的顺序书写病历。"

根据门诊观察及专家访谈结果，笔者总结出李士懋教授及其传承团队在应用特色汗法时的诊治流程，见图 2-4。

**（二）特色汗法传承模式**

有关特色汗法的传承模式，李士懋教授将学生的学习分成了五个阶段，分步实施，循序渐进，并且每段都有任务，有目标。传承中的第一阶段是半年到一年，跟师出诊，熟悉脉诊和老师看病的方法。第二阶段，学生独立诊治，老师把关。第三阶段采用《经方实验录》法，学生间相互批改，最后老师把关。这种方法实质是以问题为中心的教学法，诊治每位患者，都要对每个症状、体征做出解释，都要确定其性质、病位、程度、病势，都要立法、选方、用药。老师要对学生的病历进行分析判定，指出其是非优劣，并讲出道理。老师给学员打分，而患者的反馈是给老师打分。第四阶段，讨论反思。通过病例讨论的形式进行思想碰撞，巩固现有知识，发现新观点，拓展中医思维。第五阶段，在基本掌握，能运用师承思辨体系后，师生共同总结，写作。汗法传承流程见图 2-5。

1. **理论讲授**　"我在周四和周六晚上，这个教室固定讲仲景平脉辨证体系，现在是第四轮，……带的学生都要来听，先要明白理论，才知道跟诊的时候怎么学习、学什么。"李士懋教授通过系统的理论讲授作为汗法传承的第一步，先系统地向学生讲授自己的学术思想，要求学生研读汗法的著作，对汗法

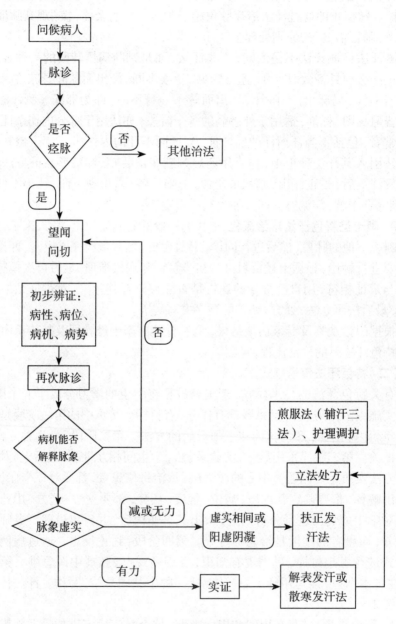

图 2-4　汗法的诊治流程

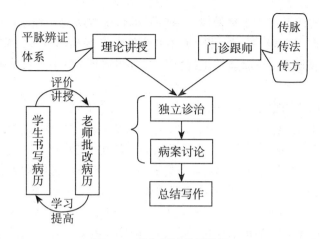

图2-5　特色汗法传承流程

体系有一个大概的理解,同时进行门诊教学,使理论与实践相互结合,让学生们在门诊遇到的问题能够在课堂上得到解答,在问题中学习进步。

概念:平脉辨证体系

"所谓平脉辨证,并不是我就不参考望闻问诊了,临床上仍然需要四诊合参,而是指在诊疗资料互相矛盾,辨别不清的时候,以脉象作为最终判定标准,以脉定证,以脉定虚实。"张仲景开创临床辨证论治先河,李士懋教授通过对《伤寒论》的研读发现,《伤寒论》中每一篇的题目均为"辨……病脉证并治",将脉放在辨证首位。且临床中四诊资料往往繁杂,且互相矛盾,许多症状极具迷惑性,使人临诊时抓不住重点。所以遵循仲景的辩证方法,应当以脉诊提纲挈领,才能透过表象,直切主要病机,从而提高疗效。汗法辨证的关键即在于痉脉,必须领会相关脉象,才能够运用汗法。

2. **跟诊**　"我对学生们来我门诊没有什么要求,只要愿意来,有凳子就坐,没有就辛苦点站会儿,跟我把把脉,抄抄方,肯定能学点东西。像脉诊,你不跟诊,不跟着我一个个摸过去,是没办法掌握的。"跟诊是掌握特色汗法的关键环节,中医的实践性知识和经验性知识必须在临诊的情境下才能进行传递。汗法理论的诊断方法、治疗策略及个体化论治往往在李士懋教授诊治病人的过程中得以体现,学生们通过观察、询问、感受的方式加以模仿。

(1)传脉:"想了解痉脉,光听我说不行,你得摸。我摸一个病人,跟你说是什么什么,你再去摸,去体会。摸几十个典型的不典型的痉脉,才能学会。""老师采取的是手把手的教学方式,他的手放在你的手指上,让你感觉指下的力度,一边跟你说手下会有什么感觉,几次之后你就知道不同的病人、不同的脉应该怎么摸,用多大力度按了。"脉诊知识的主观性极强,难以单纯通过口传的方式传承。李士懋教授"手把手"的传脉方法成功地使传承团队在跟诊半年，每周一到两次的时间里，摸100余例典型的和不典型的痉脉后，初步掌握这种独特脉象，从而能够把握汗法的应用指征，在中医技法的传承中已属难得。

（2）传法："中医治病就像解衣服扣子一样，从上到下，一个证一个证去解决。汗法针对的是阴邪，我们要根据这个阴邪是寒、是湿，是否兼夹其他邪气，位置在皮肉筋脉骨脏腑，以及患者的本身情况，进行选方。这个过程非常灵活，很难有一个特定的模式，学生们必须跟我在门诊去治疗各种不同的病人，才能慢慢体会。"治法其实是连接辨证和处方之间的桥梁，它要求第一辨证准确，第二对方药理解透彻。在传承过程中既要能够总结一定的规律性知识，又不能违背中医圆机活法的特色，传承团队必须长时间跟随李士懋教授门诊学习，观察对不同病人制定的不同诊疗策略，通过与老师、同门之间的讨论，总结汗法应用规律。

（3）传方："我有自己临床常用的方，其实大部分都是中医经典中的，在门诊的时候我会跟他们说，应该用什么方什么方，为什么用它，然后让他们自己去查书，看这个方子是怎么回事。"汗法方药的内容较为单纯，为麻桂类剂，传承团队需要熟读经典，深入理解发汗类方药的组方内容、意义、主治病症，然后结合门诊跟师，学习该类方药的灵活运用方法。

**3. 独立诊治**　李士懋教授要求跟师半年到一年以上的弟子在门诊提前接诊病人，独立进行病历书写、辨证论治、处方用药，病历按照基本资料、脉象、病史、中医诊断、立法、处方、调护的顺序进行书写，然后李士懋教授亲自接诊病人，并对学生书写的病例进行批改。病例保存在门诊资料库中，便于学生查阅反思和经验总结。

概念1：批改学习

"老师会用红笔对我们书写的病例进行批改，评断脉象摸得准确不准确，辨证是否正确，立法处方思路是否可行，哪些药物该不该用、用多大量。遇到较为疑难的病人或者改动较大的病例，会一边改一边给我们讲怎么回事，然后我们根据批改结果再去对病人进行脉诊，思考下次遇到这种情况该如何改进。"李士懋教授通过独立诊治—批改反馈—学习提高的模式锻炼了学生们的临床能力和中医思维，让他们在实践中发现问题，巩固知识，不断提高。

概念2：评价反思

"老师对我们的诊疗过程进行评价，病人复诊时的病情好转与否是对老师学术体系和临床能力的评价，我们师徒都在他人的评价中不断反思与提高自我能力。"考核评价是任何一个教学模式所不能忽略的一个关键步骤，其意义不仅是对个人能力的界定，更是不断努力提高自己的动力。李士懋教授通过老师对学生、病人对老师的评价体系,鼓励自己与学生不断寻找自身的不足,在反思中进步。

**4. 讨论** "我们每周五的下午都会组织病例讨论,针对我们在临床上遇到的疑难病例。治好了是为什么好了,没治好的在诊疗过程中是不是存在失误,有没有更好的办法进行治疗。与老师、与同门之间的讨论是我们切磋技艺、巩固理论、总结提升的重要方法。"李士懋教授传承团队通过组织疑难病例讨论的方法,开拓思维,巩固学生的诊疗技能和理论基础,充分利用临床病例进行经验分析,为总结学术经验提供资料积累。

**5. 总结写作** 根据平时的临床病例资料和病例讨论资料,李士懋教授及其高徒不断进行经验总结,凝练李士懋教授的学术思想,共同编写著作。并且积极参与各项研究课题及学术活动,进行中医理论的总结创新,促进汗法理论的进一步传承推广。

**(三)李士懋教授特色汗法为核心的理论体系的评价**

作为李士懋特色汗法传承模式的切身体验者,传承团队们在经过该传承模式培养后,自己收获的东西、改变的地方最具有发言权。

**1. 对中医信心的建立** 中医传承的困境往往很大程度上是由于传承者的内在动力不足,不相信中医会取得疗效,认为学了也没有意义。建立起传承者对中医的信心,引发他们学习的兴趣,变被动学习为主动学习,往往是中医经验传承的第一步,也是关键步骤。

(1)真实性:"我是在李士懋教授的《火郁发之》这本书中第一次接触到李士懋教授的学术思想,当时最大的感触就是老师他实事求是的精神。别人的书中都是号称自己的治疗效果有多么好,没效果的一句不提,可是李士懋教授在书中的开篇居然先写自己治死了多少例,你说谁敢在自己的书里先写自己治死了多少的? 当时就觉得老师写得非常真实,不说假话。反正他理论也没那么玄,你学来就能上手用,用了就能取得很好的疗效。"李士懋教授实事求是的治学理念往往能够在第一时间获得学生的信任,只有相信这个中医知识是真实的,用了真的能够产生疗效,才会吸引学生主动来学习。

(2)有效性:"我来的时候不太会用中医看病,看完了方子到底起什么效果了也不太知道。稍微重点的病根本就不敢碰……现在我就是全部用中药……当然有病人来啊,没疗效病人肯定就不来了。在一开始我从我们县来找老师,跟了几次门诊,遇到很多复诊的病人,说吃了药怎么怎么有效。就是亲眼看到老师的方子有这么好的效果,才支撑着我每个周末坐好几个小时的车来跟老师学习。"临床疗效永远是评价医学诊疗模式的金标准,李士懋教授的传承模式往往是门诊教学和课堂教学同时进行,学生们一来就去门诊跟诊,在亲眼见到汗法卓越的临床疗效后,建立其对特色汗法疗效的信心,加强学生的学习欲望,从而取得良好的传承效果。

（3）科学性:"老师的所有理论都建立在中医基础理论上面,每一个观点有古代医家的理论来支持,并且结合了现代医学和老师自己的经验,还有相关的临床试验研究结果来佐证,让我觉得是科学的、符合中医知识逻辑的。"对名老中医经验理论进行梳理、挖掘、凝练,并用科学的方法进行研究,提供循证医学证据支撑,能够提高学生们对其理论的科学性认识,增加对名老中医理论的信任度。

（4）可传承性:"我刚来门诊的时候,看见前期的传承团队进行独立诊疗,老师批改后有些基本不做改动,然后病人反馈效果很好,让我感受到老师的东西是可以学来的,不像很多中医理论那么玄,反正有没有悟性的,只要我用心,总能学了去的吧。"名老中医的理论必须具有可传承性,才能够被他人习得。中医很多经验性知识属于隐性知识,不能通过文字语言进行传递。李士懋教授通过其汗法传承模式中的跟诊、讨论、手把手教学等环节,较大程度的将隐性知识加以转化,成功地将汗法进行了有效传承,让后续学生意识到这种理论能够被习得,加强了学习的信心。

**2. 学习兴趣的建立**　汗法传承模式将临床与理论相结合,鼓励学生在临床诊疗中发现问题,通过查找文献、询问老师、互相辩论等方式解决问题,建立以问题为主导的教学模式。

概念:问题主导式教学

"老师总是鼓励我们多问问题,不要被动地接受知识,要学会主动的发现问题。我们在听课时察觉不到的地方,总是在我们跟老师门诊的时候暴露出来,才发现自己对理论理解得不到位、不透彻的地方。"该教学理念注重于化被动学习为主动学习,通过临床实践,使学生自己发现自己的不足,提出问题,通过与老师同学的交流进行解决提高。

**3. 学习效果**　李士懋教授的传承团队多是本地及周边各县的临床中医大夫,他们经过跟随李士懋教授学习后,自己门诊的临床疗效有了相当大的提高,对中医理论的理解也有了进一步深入。

概念1:诊疗思路

"我是一个民间中医,以前看书都是看濒湖脉学,对各种脉学歌诀倒背如流,但是临床上到底如何还是模模糊糊,对病摸不清楚。但是在李士懋教授这里,老师能够告诉你手下这种脉就是什么,突然间能够把书中的知识联系到现实中了。并且都是我们先摸,老师后摸,然后告诉你是什么什么,你再去感受,然后体会就会非常深刻。"通过对名老中医学术理论的学习和诊疗过程的模仿,有助于传承团队迅速构建相似的诊疗思路,提高中医理论水平。

概念2:临床疗效

"在没有跟李士懋教授学习之前,虽然也学过中医,但是临床工作中却以西医为主,一些病不敢用中医治疗,一些病不会用中医思考,脉象根本摸不出来什么。中医理论基本上还是比较模糊的。跟李士懋教授学习以来,老师手把手的教导摸脉,学习平脉辨证的思辨体系,逐渐的,我就会用中医、敢用中医了。……现在我基本很少开西药了,全部用中医方法治疗,临床疗效反而比以前提升了很多。"传承团队均对自己应用汗法后取得的临床疗效非常满意,从参与者的角度肯定了李士懋特色汗法传承模式的传承效果。

**(四)结论**

1. 梳理形成李士懋特色汗法为核心的理论体系和传承方案。

2. 定性研究方法在名老中医治则治法的传承中具有一定程度上的方法学优势。

## 七、小结

中医的生命在于临床疗效,因此,名老中医最有价值的研究内容,不是特色理论,不是临床具体的某个经验,而是其临床辨治思维模式指导下的特色治则治法,之所以称为特色,是在于不同于其他医家的治则治法,同时在临床上却富有疗效,且可复制推广的治则治法。因此采用基于扎根理论的定性研究方法探索李士懋特色治则治法研究,同时在研究过程中也形成方法学,利于提高传承效果,进而为名老中医的传承提供研究模板。

扎根理论有助于构建名老中医学术理论体系与临床思维过程,从而解决传承难点。由上文的论证中,笔者认为名老中医经验传承的难点在于学术体系难以建立和临床思维难以复制,扎根理论作为一种后实证主义和构建主义方法,提供了规范而可操作的构建理论的方法学指导,一方面有助于描述名老中医临床思维过程并总结其规律模式,另一方面能够将琐碎的经验系统化成为中层理论,形成类似于"教科书"式的学术体系,便于传承者的高效学习和应用。在中医领域中,于河、刘悦等已经将扎根理论应用到中医学辨证论治框架的构建和中医复杂性干预的研究当中,并且完成了详尽的定性研究报告,为扎根理论进一步引入中医学研究领域提供了宝贵经验。相信经过中医学者的不懈努力,扎根理论这一优秀的定性研究方法将会在中医领域中发挥出举足轻重的作用。

# 参 考 文 献

[1] Creswell J. Educational research: Planning, conducting, and evaluating qualitative research[M]. Upper Saddle River, NJ: Merrill Prentice Hall Pearson Education, 2005.

[2] 廖星, 谢雁鸣. 有关中医研究领域中定量研究与定性研究的探讨 [J]. 中国中医基础医学杂志, 2009, ( 3 ): 220-223.

[3] Pope C, Mays N. Reaching the parts other methods cannot reach: an introduction to qualitative methods in health and health services research[J]. BMJ, 1995, 311( 6996 ): 42-45

[4] Schumacher KL, Koresawa S, W est C, et al. Qualitative research contribution to a random ized clinical trial[J]. Res Nurs Health, 2005, 28( 3 ): 268-280.

[5] 谢雁鸣, 廖星. 定性研究的主要方法及其在中医临床研究中切入点的探讨 [J]. 中医杂志, 2008, 49( 6 ): 550-553.

[6] 王小云, 许英, 秦莉花. 师承教育——现代中医药人才培养的重要模式 [J]. 中医药导报, 2010, 16( 4 ): 126-127.

[7] 黄素英. 中医师承教育调查研究报告——上海地区三届名老中医师承班学术继承人资料分析[J]. 中医教育, 2005, 24( 1 ): 17-19

[8] 刘建平, 主编. 循证中医药定性研究方法学 [M]. 北京: 人民卫生出版社, 2009: 24-293.

[9] 廖星, 谢雁鸣. 定性访谈法在中医临床研究中的应用 [J]. 中西医结合学报, 2008, 6( 2 ): 119-123

[10] Tashakkori A. Teddlie C. Handbook of mixed methods in social and behavioral research[M]. Thousand Oaks CA: Sage Publications, 2003

[11] 韩亚男, 傅东波. 试论中医临床科研中引入定性研究的必要性 [J]. 中西医结合学报. 2004, 2( 5 ): 330-332

[12] 沙茵茵. 基于定性研究方法的李士懋教授特色汗法传承研究 [D]. 北京: 北京中医药大学, 2015.

# 第三章

# 名老中医特色诊疗技术传承研究

## 第一节 诊疗技术的概况与发展

### 一、诊疗技术的概况

#### (一)诊疗技术的概念

诊疗技术,是指医疗机构及其医务人员以诊断和治疗疾病为目的,对疾病作出判断和消除疾病、缓解病情、减轻痛苦、改善功能、延长生命、帮助患者恢复健康而采取的诊断、治疗措施。

中医诊断技术,是在中医思维指导下收集症状、体征信息的方法,多以"望闻问切"为手段。以"望诊"为例,除传统的方法外,现代医家亦将更多的有效技术操作方法应用于临床中,如:通过本次课题研究,提供了"崔公让观手指诊痛风技术"的应用规范;又如:运用舌诊仪等辅助诊断仪器收集舌象信息等帮助诊断辩证。

中医治疗技术,是中医学理论指导下,运用医药、器械等医治疾病的方法。在本章节的讨论中,不涉及中药部分内容(在其他章节中体现),涵盖内容均围绕操作层面的诊疗技术展开讨论。

#### (二)诊疗技术的分类

中医诊疗技术作为中华民族优秀传统文化和我国医学科学的瑰宝,其分类方法多样。

1. 中医诊疗技术可按照其运用于诊断或治疗过程的不同分为两大类:诊断技术、治疗技术。

中医诊断技术包括:"望、闻、问、切"四诊及辩证,目前中医临床上常用的辩证方法有脏腑辩证、气血津液辩证、六经辩证、卫气营血辩证及三焦辩证等,这些辩证方法各有其特点和临床适用性。

中医治疗技术包含种类繁多,最常见的包括:中药治疗、针刺疗法、艾灸疗法、罐疗法、推拿疗法、刮痧疗法等。

2. 中医诊疗技术又可按传统技术的挖掘发现和新技术的创新发明进行分类。

传统技术顾名思义,指的是以中医为主,涉及壮医、藏医、瑶医等民族医学的中国医学治疗技术总称,多为古籍中即记载,或通过代代师承而流传下来的特色技术,但其中不乏因时代变迁及部分中医家保守不传等原因未被后世所用者。这就需要我们广大中医人对现有技术的认真总结、传承推广,并对失传或濒临失传的技术进行挖掘整理,从而将其应用于临床,医治病患,造福后人。

新技术则是现代医家通过对传统技术的加工创新,或因现代科技的发展被其所用,亦或通过多学科的联系而产生的新的诊疗技术方法。新技术的创新发明在中医诊疗技术中越来越多地体现出其优势所在,其理论与工具的创新,规范的诊疗标准的制定,让更多患者受益。

## 二、诊疗技术的发展

### (一)传统诊疗技术的继承

传统诊疗技术,包含有药物治疗和非药物治疗,如针灸、按摩、推拿、药疗、食疗、气功、精神治疗、音乐及传统体育锻炼等。对传统诊疗技术的继承,是中医事业发展的重要组成部分之一,因其已经经历了数十年、数百年,甚至数千年的临床实践,适应证、禁忌证、操作方法等大多已有较为明确的说明,故医家在认真学习、熟练掌握之后,便可于临床应用中取得较好的疗效。而将传统诊疗技术传承下来,并以更能适应当今社会的医疗环境的形式发展下去,亦是我们所应关注和努力的方向。

在2006年国务院公布的首批国家级非物质文化遗产保护名录中,收录了与中医诊疗技术相关的针灸、中医诊法和中医正骨法。下面以与针灸治疗相关的项目为例,谈谈传统诊疗技术相关的继承与延续。

1. 毫针针刺,作为现代应用较广泛的中医治疗技术,早在《灵枢》九针中便有记载:"载毫针者,尖如蚊虻喙,静以徐往,微以久留之而养,以取痛痹。"现在毫针技术被越来越多的患者所接受,并且得到越来越多国家的认可。在应用范围方面,治疗内科、外科、妇科、儿科、骨伤科、皮肤科、五官科、急性病症等疾病,并且在美容、心理疾患等方面亦被广大医家使用,与毫针针刺技术相结合的温针灸、电针等技术亦被广泛应用。为减轻病人在进针、行针时的疼痛不适感,以及提高疗效已成为近年来医家所关注之重点问题,这有利于提高患者对针刺治疗技术的接受程度,更利于该项技术的推广。

2. 梅花针,因状如梅花,故名。梅花针为丛针浅刺法,是我国古代"半刺""浮刺""毛刺"等针法的发展,临床应用广泛,对于很多疾病具有独特的疗效,是应继承和大力推广的传统诊疗技术之一。对于该针刺技术的适应证的收集和整理,以及治疗技术的规范操作的总结归纳,是其传承和推广的前提和有力保障。现代医家多应用该针法于感觉障碍(肢体痒、麻、木)、斑秃、面瘫等疾病的治疗。另外,经医家临床经验证实,一些疾病在躯体的特定部位存在阳性反应处,梅花针叩刺后随着阳性反应处的减少和(或)减小,疾病随之逐步减轻,阳性反应处彻底消失后,疾病就痊愈了。如慢性气管炎,在第一胸椎至第八胸椎两侧及腰部有条索状物及压痛,颌下有结节;又如慢性胃炎,在第五胸椎至第十二胸椎两侧有结节,条索状物及泡状软性物;再如慢性盆腔炎,在小腹、腰、骶、腹股沟有结节及条索状物,坚持长期叩刺这些疾病的阳性反应处,可使其逐渐消失而达到治愈的目的。

3. 三棱针,用于点刺放血的针具,用其治疗疾病的方法称刺络法,亦称为"刺血络"。因其有效性是值得肯定的,现有医家深入研究该项技术方法,将其适应证、操作方法等总结归纳出规范,为医家临床应用提供了很好的资料。其刺络法包括点刺法、散刺法、挑刺法,其中,点刺法多用于高热、惊厥、中风昏迷、中暑、喉蛾、急性腰扭伤;散刺法多用于丹毒、痈疮、外伤性瘀血疼痛;挑刺法常用于目赤肿痛、丹毒、痔疮等。三棱针治疗取穴与毫针治疗取穴有相同处,也有不同处。相同处是根据中医的脏腑、经络、气血理论辨证施治,也要遵循腧穴的近治作用、远治作用、特殊作用来选穴、配穴。不同处是三棱针以放血为主,进针的部位不一定在十四经穴上,有的是离穴不离经。主要是选取穴位处或穴位附近瘀阻明显的血络,有时选取的穴位从经络循行方面来看,与病变部位并无直接关联,但在实际经验方面却是行之有效的。

4. 拔罐法,又名"火罐气""吸筒疗法",古称"角法"。该治疗技术历史悠久,在一九七三年湖南长沙马王堆汉墓出土的帛书《五十二病方》中,就已经有关于角法治病的记述:"牡痔居窍旁,大者如枣,小者如核者,方以小角角之,如孰(熟)二斗米顷,而张角"。这就表明我国医家至少在公元前六～二世纪,已经采用拔罐这一治疗方法。

随着该疗法的日益成熟,其临床适应证不断地扩展。古代医家在治疗疮疡脓肿时用它来吸血排脓,后来又扩大应用于肺痨、风湿等内科疾病。建国以后,由于不断改进方法,使拔罐疗法有了新的发展,进一步扩大了治疗范围,现被临床广泛应用。

其器具也随着时代的发展,不断增加和改进,现临床使用的器具有竹筒火罐、陶瓷火罐、玻璃火罐、抽气罐。各器具分别应用于临床中,治疗技术手法也是多样化的,分闪罐、留罐、推罐又称走罐。另外,临床报道中一些医家应用药罐,包括煮药罐(将配制成的药物装入布袋内,扎紧袋口,放入清水煮至适当浓度,再把竹罐投入药汁内煮15分钟,使用时,按水罐法吸拔在需要的部位上)多用于风湿痛等病；贮药罐(在抽气罐内事先盛贮一定的药液，常用的为辣椒水、两面针酊、生姜汁、风湿酒等，然后按抽气罐操作法，抽去空气，使吸在皮肤上；或在玻璃罐内盛贮 1/3-1/2 的药液，然后用火罐法吸拔在皮肤上)常用于风湿痛、哮喘、咳嗽、感冒、溃疡病、慢性胃炎、消化不良、牛皮癣等。

**(二)失传诊疗技术的搜集整理提升**

现今，传统诊疗技术中不乏因时代变迁及部分医家保守不传等原因未能广泛被后世所用者，甚至有些诊疗器具及技术已失传。当然这其中有些诊疗技术是因医学发展而被淘汰，但仍有部分因操作复杂等原因而未能传世者，为我医者所叹息。近年，国家中医药管理局中医诊疗技术整理与研究项目的推动及发展，为切实有效的诊疗技术的规范化推广起到积极的作用。搜集和整理失传的中医诊疗技术，发现其中的不足，并加以完善和提升，是发展中医诊疗技术、提升中医诊疗水平的重要途径之一。

**1. 散落民间被学术界忽视的技术**　由于一些医家的诊疗技术传承方法存在保守的弊端，有些技术仍保留着家族式传承等落后的传承方式，故很多中医诊疗技术散落在民间。因继承者的水平良莠不齐导致技术的继承和发展过程中，一部分技术便走样了，甚至失去了原本的生命力，逐渐走向"江湖游医"的水准，慢慢消失在历史舞台；另一部分，在民间应用较广泛、认可度高，但在学术界却不被认可和重视，推广性差。这部分技术在民间之所以能够流传，且被百姓接受，根本原因就是疗效是值得肯定的。

这些散落在民间，却被学术界忽视而不能占有一席之地的技术，如果能够经挖掘、搜集整理，系统研究，并通过现代医学的临床实验观察等手段得出操作规范，使技术操作更可靠、更有效，再组织进行专门的培训，那么其发展前景是可观的。其中，蜂针疗法就是一个很好的例子，该疗法历史悠久，在民间广泛应用。由于其有效性，并且操作简单，目前在养蜂界及蜂产品界，以及老百姓中都广泛用蜂疗治疗各种疾病。但现今很少有医家将蜂针疗法作为系统研究对象，因其治疗过程中过敏反应较易出现，如发热、红肿、皮疹、瘙痒、风疹、过敏性休克等，故许多人对蜂针疗法是否安全有所存疑，同时蜂针刺入穴位疼痛较明显，患者较难接受。任何疗法的使用都是要在安全的基础上追求疗效。安全性难以保证，患者也就不会接受此法，那它也必定会被淘汰，更不可能被推广使用。该疗法正处于再提高、再发展的变革之中，2007 年 6 月，国家中医药管理局正式将"蜂针疗法"纳入中医及民族医诊疗项目。蜂针是治疗风湿病等疑难杂病行之有效的方法，其医治骨关节病及抗肿瘤的研究已被国家及中医药管理局所重视。蜂针疗法面临着现代化、科学化、规范化的挑战。

搜集整理这些散落民间的技术，经过研究使其提升的过程是艰苦的，具体到每一项技术，搜集整理、研究的方法也有所差别，其难度之大可想而知。这需要国家相关部门的重视和支持，更需要以挖掘失传中医诊疗技术并将其发展和提升为己任的中医人的艰辛付出。

**2. 从古籍文献中复活走出的技术**　在中医悠久的发展史中，有一批曾经活跃在医家诊治过程中的操作技术逐渐失去其临床应用中的生命力，而仅仅存活在古籍文献记载中，且相关文字记载零星散乱。这就需要科学、系统的归纳整理文献内容，对技术相关的工具、操作方法、适应证、禁忌证、不良反应等进行还原，以期其复活并再现当年风姿。

古代有"九针"，即九种针形的统称。我们对现存的古籍资料进行搜集、整理，以对其传统的古"九针"考证、研究，并依靠现代科技的手段加以改进，使失传的工具及技术得以完善和提升。在《灵枢·九针十二原》中载："九针之名，各不同形。一曰镵针，长一寸六分；二曰员针，长一寸六分；三曰鍉针，长三寸半；四曰锋针，长一寸六分；五曰铍针，长四寸，广二分半；六曰员利针，长一寸六分；七曰毫针，长三寸六分；八曰长针，长七寸；九曰大针，长四寸。"此段文字仅仅提及了"九针"的名称和长度，未提及形态，其中镵针、员针、锋针、员利针均为一寸六分，似乎不能将九种针形加以区分。那么我们可以考虑是否在本书的其他章节中，应当又提及相关内容，使得对"九针"的描述更加形象、具体；另外，我们可以参考其他古籍文献中的记载，让相关"九针"的内容丰满、完备。

"九针"中圆利针是现代医家研究比较好的一个。在《灵枢》其他章节记载："员利针者，大如氂，且员且锐，中身微大，以取暴气"，"六曰员利针，取法于氂针，微大其末，反小其身，令可深内也，长一寸六分，主取痈痹者也"。即古圆利针为"末端尖锐，中部略膨大，针身反细小"者，且文中还提到了该针具的适应证"痈痹者"。在宋代《济生拔萃》中，初绘九针图。古圆利针针具的生产及应用的医者已罕见，甚至其技法及疗效无文献研究可查阅。现代医家以现代运动学、解剖学理论为指导，对针具形态加以改进，研制"新制圆利针"较古圆利针粗，针体长，针尖呈松针形，全长约3~6寸不等。医者应用新圆利针对某些重症、顽症、急症进行治疗，如癫痫、痛证（坐骨神经痛、三叉神经痛、暴发性肌肉关节剧痛）、晕厥、银屑病、神经性皮炎等。圆利针的研究可以作为其他针具研究及技术操作研究的参考，使"九针"研究更加完备。

两千余年前《黄帝内经》记载的五脏相音理论，认为五脏具有不同的声音，五脏脾、肺、肝、心、肾相应于五音宫、商、角、徵、羽。可以根据人们声音的变化，以作为诊断和治疗的依据，提示应当进行何种经络调理和饮食调理，最终达到治未病的目的。可惜该技术只有经典记载，没有详细的描述和应用方法,遂已失传两千余年。现有学者根据古书中只鳞片爪的该技术相关内容及当代物理声学理论和技术,对其进行理论、应用和临床研究,取得一定的成绩,但其难度之大可想而知,故仍处于初步研究阶段。

在"复活"这些技术的过程中,可能会走很多弯路,甚至做无用功,因为毕竟逐渐退出临床应用的技术,有一部分是被更加先进的工具、操作方法所取代,还有一部分是由于疗效不稳定或安全性欠佳而被舍弃。所以,在研究初期,应当以大量文献研究作为前提,全面的归纳整理过程中更易发现问题,适时终止,避免更多投入,以将研究者有限的经历投入更有价值的工作中。总之,坚持科学的态度,以疗效为金标准,是成功"复活"失传技术的关键。

3. 技术难度大需强化规范的技术,是需要动手、操作的实践活动,因此,总结和制定技术规范,是传承者能正确掌握技术的关键。对那些技术难度大、操作要求高、需配套工具者,更要强调技术的规范性。因此,规范的技术,是可以传承和发展的必备条件。

以挑针疗法为例,该疗法是通过使用特制针具在人体相关部位或穴位迅速"轻微"连续地挑刺皮肤或挑断皮下纤维,进行治病的一种外治疗法,也称针挑疗法,或称挑刺,其损伤性较大。此疗法首见于晋代的《肘后备急方》,"癣沙虱毒方"条文中有"岭南人初有此者,即以茅叶细细刮去……已深者,针挑取虫子"。该技术的应用现状主要存在着三个方面的问题:首先,该疗法运用的工具即针具繁多,古代应用植物硬刺、青铜针、银针等作为挑针疗法的针具,现在临床应用中针具仍不统一,一般应用大号特制缝衣针、三棱针等作为针具,且并没有系统研究说明针具的具体型号等要求。第二,挑针疗法所针对的病种、适应证不具体,只有总的原则即通过挑刺相关经络穴位或各反应点产生良性持久的刺激,疏通经络、活血化瘀,调和阴阳,平和脏腑,以达到治病目的。在临床报道中,内、外、妇、儿等各科的常见病均有应用挑针疗法治疗者。亦有医家根据名医叶天士的"久病入络"理论,在人体经络皮部和孙络、浮络进行轻微挑治,称之为"浅层挑针疗法",为达到根治疑难慢性病的目的。第三,治疗具体疾病时,挑刺治疗的处方不明确,挑刺的部位、深浅,挑刺范围的大小均未能给出操作规范。目前挑针疗法研究多集中于临床疗效观察,且治疗方案各异,缺乏临床规范化操作,从而影响其临床疗效的可信度及临床的推广应用。

对操作难度大的技术进行研究,在我们看来,首先应做到以下几点:第一,工具的研究不可或缺,专业的工具为操作过程提供方便;第二,适应证的制定需要具体,这是确立相应的治则、治法以及完备的操作处方的前提条件;第三,操作规范的总结提出同样是此类技术能够体现其临床上的生命力的重中之重,具体详尽的规范有利于技术的推广,也会相对降低技术难度。

失传或濒临失传的中医诊断技术、治疗技术不胜枚举。也不仅仅是诊疗技术方面的失传，组方的失传和亟待拯救，亦值得中医人痛心和为之奋斗，痛心在好的药物的失传让病人难除疾患，那是祖祖辈辈数十年、数百年甚至上千年的文化和经验的积淀，那些遗落在民间的"珍宝"它值得我们为拯救它而奋斗。

中医传统诊疗技术的挖掘和继承任重道远。对于那些已经失传的诊疗技术，挖掘工作固然重要；其难度较高，发掘祖先留给我们的医学宝藏需要众有志之士的共同不懈努力，长期研究、验证才能应用于制定临床诊疗方案。对于濒临失传的诊疗技术的及时拯救，完整的、规范的去继承和发展，对于中医人而言更为重要，莫待失传再挖掘，其难度就大大增加了。这就需要我们继承者用心发现，认真总结，虚心求教，科学的去验证其有效性，得出规范继而传承推广；更需要掌握技术的名老中医、民间医家的支持，无私的传授其经验，让技术得以原汁原味的继承，使学习者更加规范的掌握。以上所言并非易事，然却为我中医人职责所在。

**（三）诊疗技术的继承性创新**

中医作为几千年来成长于华夏大地，服务华夏儿女的民族瑰宝，其诊疗技术内容涵盖之广泛可想而知。将已有的技术"不缩水、不变形"的传下去是为师者的义务和责任，为徒者则应在将师者的技术完整、熟练的继承的前提下，不断完善和发展，这就是所谓的继承性创新。

**1. 理论创新**　理论的创新，为中医诊疗技术创新指明方向，引导其继承性创新的完善和发展。以传统针灸方法为例，其需要借助现代针灸实用技术的力量，使二者相互促进、不断发展。

（1）石学敏院士为治疗针灸临床优势病种中风在 1972 年创立的"醒脑开窍"针刺法就是传统针灸与现代针灸较好的结合与发展。经过多年从基础实验、理论到临床研究的整合，醒脑开窍针刺法在取穴、针法等方面具有了严格的操作量学规范，并以此为依托，在临床操作实用性、针灸标准化、针灸科研及临床基地建设等方面进行了有益探索，也取得了相关成果。以醒脑开窍针刺法为代表的现代针灸，在取穴、手法、治疗及疗效评价等不同方面继承延续了传统针灸的宝贵理论经验，拓展和丰富了传统针灸的理论内涵，并在此基础上借鉴学习了现代医学和科技理念，并改革创新，将诊疗、预防、康复方法有机结合，使之规范化、程序化，便于推广评价。

（2）"司气海，调血压"针刺技术，是石学敏院士提出的包括了病理机制（气海失司）和治则（司气海，调血压）治法（司理气海、活血散风、调和肝脾）的治疗高血压的针刺组方治疗方案。该针刺技术是以气海理论为基础，具有明确的理论渊源，发展脉络，具有明确的操作手法，量效关系，并有效的指导临床实践，易学，能够很好地被传承。这一原创思维运用于临床可以取得良好的经济价值、社会价值，为广大患者服务，减轻患者的痛苦和家庭负担，具有重大的学术价值、经济价值和社会价值。

（3）腹针属针灸学的一种治疗方法，其创始人是薄智云教授。中医整体观念的理论指导临床是腹针疗法的辨证特点，"处方标准化，操作规范化，辨证条理化"是腹针疗法的基本特点。任何疾病的处方都是唯一的，都有严格的规范，君、臣是调节脏腑的穴位，佐、使是调节经脉和病变部位的穴位。按腹部的全息图去找与疾病相应的穴位，可能某一穴位的不同会治疗不同的疾病，也可能穴位相同而左右取穴的不同可以治疗不同的疾病。治疗方案不仅对取穴的顺序有严格的规定，而且对每个穴位的针刺深度都有特殊的要求。这样提高针灸临床疗效及重复性，便于腹针疗法的推广。关于腹针治疗疾病的临床报道中，颈椎病、腰椎间盘突出症、骨性关节炎、肩周炎、肱骨外上髁炎为其临床运用较多且疗效较好的病种，临床有效率在 90% 以上，其次为脑病、慢性疾病，如中风后遗症、偏头痛、失眠、抑郁症、更年期综合征、慢性盆腔炎、月经不调、单纯性肥胖、慢性腰肌劳损、颈背部筋膜炎等。

（4）热敏灸又称热敏悬灸，全称"腧穴热敏化艾灸新疗法"，是江西省中医院陈日新教授的科研成果、专利技术，2006 年 10 月 28 日经国家技术鉴定评选为原始创新技术。同年，获准为全国重点推广技术，并在江西首次成立"全国医疗协作网"全面推广。其临床用于针灸替代疗法，采用点燃的艾材产生的艾热悬灸热敏态穴位，激发透热、扩热、传热、局部不（微）热远部热、表面不（微）热深部热、非热觉等热敏灸感和经气传导，并施以个体化的饱和消敏灸量，从而提高艾灸疗效的一种新疗法。该疗法治疗范围广泛，开创了一条治疗疾病的内源性热敏调控新途径。据临床报道，热敏灸对临床 100 多种常见病、疑难杂症有独特的疗效，如肌筋膜疼痛综合征、膝关节骨性关节炎、腰椎间盘突出症、枕神经痛、慢性腰肌劳损、男性前列腺炎、阳痿早泄、性冷淡、肠胃不适、女性妇科炎症、月事异常、痛经、小叶增生、风湿类风湿、面瘫等各类慢性退行性、功能性病变等。

（5）头针，又称头皮针或头针疗法，是指针刺人体头部的特定刺激点（区、带、线、腧穴）来治疗全身疾病的一种针刺方法。头针治疗疾病历史悠久，早在《内经》就有关于头针治疗各种疾病的记载，《针灸甲乙经》及《针灸大成》等文献中记载头部腧穴治疗全身疾病的内容更加丰富。头针疗法是在传统针灸理论的基础上结合现代医学知识发展起来的，目前已广泛应用于临床。20 世纪 70 年代以来，相继有多种头针方法应用于临床，主要有：焦顺发头针、方云鹏头针、朱明清头针、汤颂延头针、林学俭头针、刘炳权八卦头针、日本山元敏胜新头针、取穴以《头针穴名国际标准化方案》为根据的头针等，它们的不同之处在于头穴定位和功能主治上。上述头针中最为盛行的当属焦顺发发明的根据大脑皮层功能区定位头穴的头针法,焦氏头针曾一度成为高等教育中医药类规划教材内容。后来,由于新版针灸学教材编委的反对,新世纪第二版普通高等教育"十二五"国家级规划教材《针灸学》中录入的则为取穴以《头针穴名国际标准化方案》为根据的头针。头针治疗疾病的临床报道繁多,大致分为脑源性疾病(中风偏瘫、卒中后抑郁、小儿脑瘫、多发性抽动症、帕金森等)非脑源性疾病(椎间盘疾患、三叉神经痛、面瘫、周围神经病变、失眠、带状疱疹、慢性溃疡性结肠炎、分娩镇痛等)。

2. **工具创新**　中医诊疗技术的创新与发展,必须与先进的科学技术结合,这既是人类历史发展的大势所趋,又是"洋为中用,古为今用"的有力实践。在依据诊断学、经络学、腧穴学等中医理论的基础上,借助计算机、影像、激光、电子电磁等现代科学技术方法,研制出相应的仪器设备用于中医临床和科研,提升了中医诊断、治疗过程的定量化、客观化和可控性,促进了中医优势诊疗技术的有效传承,保证了中医良好疗效的可重复性。

例如在《国际专利分类表》(International Patent Classification, IPC)中,中医诊疗技术专利可按照其运用于诊断或治疗过程的不同分为两大类,"四诊"客观化研究基本是运用现代科学技术模拟人的感觉,以辅助医者的"望、闻、问、切"四诊,其主要为具有信号提取、图像处理、数据测量等现代科技功能的四诊客观化仪器、器械或方法,例如舌诊仪、脉诊仪、舌象或脉象图像分析系统等。运用于治疗过程的中医技术专利在《国际专利分类表》中的分布现代科学技术与中医理论结合,转化为运用于治疗过程的医疗器械或方法,涉及的中医疗法主要有按摩疗法、针灸疗法、穴位疗法、电疗法、磁疗法等,其主要为寻找或刺激人体穴位或特定部位,或结合光、电、磁、超声波等技术,而起到治疗或保健作用的中医针灸、理疗、正骨、外科器械或附件等。

创新的工具的应用,更利于诊疗技术的操作过程中的标准化,更利于众医家对名老中医诊疗技术的学习和继承。

以上文提到的舌诊仪为例:舌诊是众医家辨证施治的重要步骤,但其受光线等因素的影响,同一个病人的舌,可能不同医师做出不同的判断,给出不同的描述,这对诊断技术和辨证施治的规范推广无疑创设了难题。然而舌诊仪的发明,很大程度上解决了这个难题。它能够对患者舌的颜色、形态,舌苔的颜色、面积等进行记录,做舌部详细特征分析,并以数据形式输出。这样,通过对名老中医诊疗过程中的记录分析总结,得出标准化、数据化的舌诊信息。在继承诊疗技术的操作过程中,该仪器用于舌诊辨证,可以大大提高诊疗技术操作的可重复性和标准化。现已有很多医家应用该仪器对患病人群进行舌象分析。

同样,脉诊仪的发明,将脉搏的搏动转换成电信号,使其可视化、量化,亦可应用于技术传承的辅助手段。既可以用于制定名老中医诊断过程中的脉的标准化数据,也可用于训练和校正学习者的手下感觉。毕竟"如水漂木、如水沉石、如盘走珠"这类传统的对脉的描述是主观的,对于新入临床或是临床经验不足的医师而言,脉的掌握需要大量的时间和训练。有了客观、量化的规范,这对中医诊疗技术操作原汁原味的传承提供了帮助和捷径,减小了继承的难度。

针灸疗法方面,除了理论技术的创新外,工具也被现代医家不断改良创新。例如前文所述圆利针的改良引用。诸如此类应用很多,以下举例说明:

(1)师怀堂(原山西省针灸研究所所长)在《内经》古九针的基础上大胆革新,经过先后五次改革,潜心研制出新型针具,名曰"新九针"。除毫针(含长针)、三棱针外,共改制了镵针、磁圆梅花针、鍉针、锋钩针、铍针、火针六种针具。它虽源于古代九针,但在外形、针法及适应范围等都与古九针有较大的区别。

其中锋钩针是师先生将古锋针和民间钩针相结合的一种创新针具,针尖只有3毫米,故勾刺时,可大大减轻疼痛及减少损伤范围。

师氏火针以钨制成,此针耐高温,变形少,不易折,高温下硬度强。

师怀堂先生根据新九针创立的新九针疗法,在针灸的治疗过程中打破单一用针的局限性,发挥不同针具的特性,并根据不同的疾病发展阶段,辨证施针,针分主辅,合理配伍,系统治疗,使多种针具不同的治疗效应最终产生有机的整体调治作用。师氏认为毫针用途虽广,但不能完全适应针灸临床繁杂的病种和多变的病证。在临床治疗过程中,根据辨证需求,合理施用各种针具,如同中药的君臣佐使,使用不同的针具、针法产生的效应,最终形成综合的整体调治效果。显然新九针疗法的综合调治的核心内涵与当前临床上大力倡导的综合疗法的理念有着相通之处。

(2)课题"贺普仁贺氏三通法治疗中风病技术"的研究中,进行了国内首个针对针灸针具的材质、物理特性、化学成分等方面开展的研究。通过运用实际测量和数学模型研究相结合等方法,对贺氏火针的材质、化学成分、常温力学性能、高温性能等方面进行较为系统的测定。

同时对火针温度的定量测量及分析,加热方式的稳定性,火针温度与医师手法、患者情况及常见病火针应用之间的关系研究,对火针操作过程进行一定量化。并与师怀堂火针、钨钢针、钨锰针进行了成分比较。为贺氏火针在材料的传承、保护、规范化和标准化方面提供技术基础,并对该方面材料的进一步优化和改进提出建议。

(3)针刀起源及其原理 针刀源于古砭针、古九针,现在一般认为镵针为针刀的原型。针刀医学是在1976年,朱汉章教授在中医理论指导下,借鉴西医外科手术原理发明小针刀后,以针刀为主要治疗手段而创立的一门医学新学科。2000年后正式进入各大中医药大学,并发展成为针刀学科。

小针刀疗法是一种介于手术和非手术疗法之间的闭合性松解术,是在切开性手术方法的基础上结合针刺方法形成的。小针刀疗法操作的特点是在治疗部位刺入深部到病变处进行轻松的切割,剥离有害的组织,以达到止痛祛病的目的。其治疗疼痛疾病的机理以及治疗点的选取以《灵枢·经筋》提出的"以痛为腧"为中心。发展中逐步提出慢性软组织损伤理论、网眼理论、电生理理论等,其中电生理理论把十二经脉合奇经八脉中除去带脉和冲脉称作人体的18条电网主干,并提出诸如生物电场等假说,是对传统中医经络理论的继承与创新,同时也是针刀发挥"针"与"刀"综合效应的理论基础之一。

目前针刀在临床上广泛应用于治疗慢性软组织损伤、骨关节病变及其相关疾病。朱汉章教授的《针刀医学原理》中亦有关于针刀治疗内科杂病的论述,如根据脊椎是否位移或是否电生理紊乱辨证治疗胃炎及消化性溃疡等疾病。医家近年来有关于应用针刀治疗脊柱相关疾病如颈性眩晕、颈性头痛、颈性高血压病、颈心综合征、失眠、过敏性鼻炎等,另有治疗面肌痉挛、慢性咽炎、三叉神经痛、紧张性头痛、缺血性股骨头坏死等临床报道。

(4)水针刀法是吴汉卿教授,经过三十余年的临床研究,将南阳张仲景医圣祠内清朝年间刀针与现代水针疗法结合,吸取针刀疗法的精华,融中西医针法于一体,所发明的中医微创针法,提高了安全性。其具有松解、注射药物或氧气、磁线留植、三氧消融等功能。主要用于软组织损伤病、疼痛病及脊柱相关病的治疗。

(5)筋骨三针法是吴汉卿教授在水针刀及传统九针疗法的基础上,经过十余年临床总结,进一步将特种针法中的针挑疗法与太极针法相结合,根据中医筋经学说及现代软组织损伤学,人体生物学、病理学,提出了"人体软组织立体三角平衡原理"学说,总结了平衡三针法,进一步研究发明的一种中医微创针法。该针法既有微创针刀松解结节、减压镇痛的作用;又具有传统针灸补虚泻实、调整阴阳、疏通经络功能。

因筋骨针疗法的诞生,是在古今九针疗法,民间刺血刀具,水针疗法基础之上形成的,并具有其他针刀疗法的特长,所以凡是针刀疗法、水针疗法、特殊针疗法治疗的疾病,筋骨针疗法大都可以治疗,临床报道主要集中在筋骨伤病、脊柱相关病及中风后遗症;另有疑难杂症,如:支气管哮喘,慢性胃炎,胃溃疡等疾病的相关报道。

(6)电针仪器是针灸学和电子物理学发展的结果,为针灸临床治疗提供方便。电针起源于欧洲,1810年法国医生Louis Berlioz提出针上加电的想法,

1921 年 Goulden E.A 医生正式用电针治疗疾病。我国在 1934 年有用电针治疗疾病的报道，1951 年西安卫校朱龙玉医生研制了第一台电针仪——"陕卫式电针机"，之后经过多次改进，出现各种版本的电针机，包括晶体管脉冲电针仪、集成电路电针仪、嵌入式电针仪器、结合计算机平台的电针仪。

电针设备的研究为针灸临床、针灸量化研究起到了积极推动作用。它的应用，有利于控制行针手法，起到使行针手法标准化的作用，排除了一些临床中不可避免的人为因素的干扰，使行针手法操作过程具有可重复性。

当今，利用经络或解剖学相关理论研制，并应用于临床理疗的仪器还有很多，例如低中频治疗仪、微波治疗仪、红外治疗仪等。这些仪器的应用，部分替代了针灸治疗，缓解了部分患者对针灸治疗的恐惧，并发挥了各自领域的优势，亦可以使患者治疗过程中产生酸胀麻木、温热的感觉，代替针刺的得气，因其更易被患者接受，施治范围的扩大和手段的多样化，使得更多患者受益，提高了总体疗效。

但这些新出现的治疗仪器，仅仅是辅助治疗的手段，并不能完全的取代中医治疗技术的操作的地位。传承中医治疗技术，提升自身的技术操作水平是中医人的必修课。一方面，对于急性病病人，例如痛症，即刻治疗效应是减轻病痛和提高患者治疗信心的重中之重。另一方面，进针手法、行针手法的训练，使得患者疼痛感减轻，减少患者的恐惧心理，提高针刺治疗的舒适度，特别是对于慢性病病人而言，极其重要。在安全的基础上，追求舒适度，更有利于患者减少抵触心理、坚持治疗，得到更好的疗效。

故继承传统的诊疗技术，搜集、整理、提升失传诊疗技术，创新提高自身的诊疗技术水平是中医发展的重要方向。

## 三、诊疗技术研究存在的问题

怎样才能使中医诊疗技术不断发展进步？首先，我们应当看到中医诊疗技术的研究和发展存在的问题，加以重视和改进才能加大前进的步伐。多年来，围绕中医发展方向的争论和探索从未间断，继承与创新既是中医发展的指导性原则，也是中医发展面临的抉择难题。目前，中医对高新科学技术的利用仍显不足，特别是与兄弟学科西医学相比，很多人认为中医理论相对于"科学性"而言，更适合用哲学来解释，所以在该理论指导下的操作技术应用科技成果的概率大大减小。但中医人应看到其广阔的前景，先进的科学技术对医学的发展有着强大的推动力，无论中医、西医，我们应为中医诊疗技术的发展进步不懈努力，以造福人类健康。

### (一)理论创新不足

中医理论指导中华医者守护民族的健康，其有效性是很显然的，但是解释力仍显不足。科学理论的解释力主要是指一种理论对经验现象作出解释的效力或有效性，也包括解释方法的可靠性、做出预测的准确性以及提出解决方案的可行性。这对于当今社会的医学理论尤为重要，因为人们越来越看重那些可以清晰说明的理论和规范化解决问题的方案，而不是停留在"乱投医"的年代。阐明中医理论有效性的工作，现今已取得一定成果，比如多学科结合对血瘀证、"十八反"理论内涵的揭示，相关成果已先后获得国家最高科技奖。另一方面，现代科学凭借理论上的重大突破，正在加速更新对生命现象的解释能力并据此寻求对医学问题的解决方案。从基因学说的提出到DNA结构模型的建立再到基因技术付之应用，只用了短短50年的时间。若中医人不能在中医理论的解释力上有所超越，而仅满足于理论有效、临床有效的既有水平，将有可能会让中医在当今世界科技进步的汹涌大潮中不进反退。

中医学发展的深入和突破需要从多方面努力，其中一个重要方面是中医理论创新，这里所谓理论创新，是以哲学为指导，以多学科研究为手段，对中医学理论与方法论体系的批判继承和综合创新。曾有中医学者组织中医、西医学专家及数学、物理、化学、哲学、计算机模型等方面的学者进行深入探讨，试图借助多学科理论成果在阐释、丰富、扬弃、发展中医理论方面寻找路径，有所创新，但多方努力后收效甚微，可见其难度之大。

评价科学理论的生命力，应当从其在实践中的指导性和在理论上的推导力两方面考察，后者集中体现为应付反常现象时理论的自我修正能力，更能反映一种理论处于发展还是衰退状态。明清之交疫病流行，在伤寒学说解释无效、伤寒成方治疗无效的情况下，吴有性提出"戾气致病"创立温疫学说，此后又有叶天士等不断完善，最终建立温病学理论体系，使得清代成为中医理论最具活力的时期之一。这是中医理论创新的典范。而近代至今的100余年是中医理论相对沉寂的时期，尽管在其指导下临床中医学和实验中医学做了大量工作，但是由于理论中医学发展滞后，我们至今还没能建立起符合中医特点的研究方法，宝贵的临床经验和海量的实验数据得不到有效利用，中医理论导向新知、开拓新路的作用不能够充分显现。

现今中医理论研究，一方面从解剖学角度对中医术语特别是脏腑概念作了误读，进而将研究重心从生命物质与生命现象转向脏腑器官；另一方面在方法论层面对整体观念作了片面理解，遮蔽了无限可分、无限可知的指导意义。中医理论从一开始就紧扣生命物质与生命现象，以此为核心构建理论知识体系和学术话语体系，阴阳、五行、脏腑、经络等概念和学说都是对生命物质与生命现象的描述和解释。同时认为，生命系统在层次上是无限可分的，在认识上也是无限可知的，正如《素问·阴阳离合论》所云的"数之可千"，"推之可万"。所以有医家认为，中医与其说是一门科学，不如说是一门哲学。

冯友兰先生对哲学研究与哲学创新提出了"照着讲"和"接着讲"的方法，二者都是承接传统，前者强调忠实地诠释，后者要求批判地阐发。"照着讲"，首先要攻破文字、义理两道关，做出符合古人原意的诠释，而非我们现在应当意指什么或我们需要它被解释成什么。"接着讲"，即对中医理论要理清两种情况：哪些是古人的误读，哪些是当时科技、伦理所限制而误判等，需要我们纠偏矫正；哪些是接着古人讲下来的，今天还可以接着继承下去。中医理论自成体系，但并不是铁板一块，它是可解析的，同时与现代科学技术体系也是能相容的。中医理论的创新应以哲学为指导，以多学科研究为手段，在批判地继承中医学理论与方法论体系的基础上，辩证地综合现代科学技术体系所提供的创新资源。

**（二）影响推广及传承的问题**

以上，我们提到了中医的创新仍需中医人的不断努力。而传承则是中医诊疗技术发展的重中之重，把握现有的资源，才能更好地去开拓创新。作为师承了千年的诊疗技术，其推广和传承仍然存在很多难点。

1. **技术分类不明确**　中医诊疗技术的分类方法繁多，类似诊疗技术亦较多，而存在着部分中医诊疗技术分类不明确的问题。这不利于中医技术的操作规范及操作评估的推广和传承。

再以针灸相关技术分类为例：

吴汉卿教授水针刀法、筋骨三针法，实为吸取针刀疗法的精华，对针具的一种改进，共同依据"人体软组织立体三角平衡原理"学说的中医微创针法，其治疗疾病谱多有重叠，而其技术传授则分门别类开来。

头针是一种利用针刺及其他物理方法刺激头部的穴点、线、区以治疗疾病的方法。虽然1984年5月，世界卫生组织西太平洋区针灸穴名标准化会议上制定并通过的《头针穴名国际标准化方案》。但现在临床医家对头针分区仍有争议，临床及文献中常见的有焦顺发头针、方云鹏头针、朱明清头针、汤颂延头针、林学俭头针、刘炳权八卦头针、日本山元敏胜新头针、取穴以《头针穴名国际标准化方案》为根据的头针等。它们的不同之处在于头穴定位和功能主治上。有医家总结提出：国标头针（取穴以《头针穴名国际标准化方案》为根据的头针）大部分沿袭了焦氏头针的内容，所不同的只是头穴定位采用中医学腧穴的定位方法再杂合其他头针内容。亦有医家认为：沿袭焦氏头针大部分内容的国标头针是值得商榷的。总之，在头针被临床广泛应用的今天，其头穴定位和功能主治仍不能有完美的统一，虽是学术争鸣的现象，但更是阻碍其发展传承的挡路石。

明确技术分类，统一名称，才能确立操作规范、评估标准，所以这是中医诊疗技术传承的直接和有效方式之一。

**2. 诊疗技术缺乏标准化规范化**　中医诊疗技术中,很多技术的适应证、操作方法的共性规律与个性特征不明确,这是影响中医诊疗技术传承的硬伤之一。自古中医便有传方不传量者,这是中医难以琢磨之处,是魅力所在,更是传承的弊端体现之一。针灸名家亦是如此,针刺处方的确定、穴位的针刺方向、深度、手法、所求针感,如若其中有秘而不传者,临床疗效大打折扣。对中医诊疗技术的研究,不仅是表面功夫,而是要深抓根本,对其严格的适应证、操作方法的共性规律进行透彻的分析总结,才能更好地传承和发展中医学。

## 四、诊疗技术研究方向

诊疗技术的推广依赖于临床应用有效的基础,传承推广一项诊疗技术应侧重于临床操作的规范性,每一种名老中医特色诊疗技术具有其标准人的显著特征,正是这种操作的标准化使得诊疗技术更易于传承。

国家中医药管理局“中医临床诊疗技术整理与研究”立项课题的完成,遴选出一批适宜临床推广应用的中医诊疗技术项目。例如山西省人民医院承担的“拇中指十穴推拿法治疗婴幼儿湿疹临床疗效评价”、浙江省第二中医院承担的“杉树皮外固定治疗伸直型桡骨下端骨折临床研究”等。这些项目具有多年临床积累,疗效确切,经过进一步立项整理研究,已形成安全规范的操作规程,具有很高的临床推广价值。一批临床诊疗技术的“技术操作规范文本”被修订,按照有关标准制作多媒体课件推广应用。

上文曾提到的石学敏院士创立的“醒脑开窍”针刺法、薄智云教授的腹针疗法,都是传统针灸与现代针灸较好的结合与发展。其中醒脑开窍针刺法在取穴、针法等方面具有了严格的操作量学规范,并以此为依托,在临床操作实用性、针灸标准化、针灸科研及临床基地建设等方面进行了有益探索。

# 第二节　诊疗技术的传承研究方法

中医药是中华民族优秀传统文化和我国医学科学的瑰宝,全国名老中医经验、名方、特色诊疗技术传承,对促进中医药振兴和发展,更好地满足人民群众医疗需求有着重要的意义。而传承的基础是研究诊疗技术的思路及方法,再将研究结果梳理表达,才能进一步发展和应用于临床。

## 一、诊疗技术类研究思路及方法

适宜推广应用的中医诊疗技术,首先应该是有效的,即总结名医经验和确定名医经验的有效性应作为传承的基础。在《国家中医药管理局中医临床诊疗技术整理与研究项目 2002 年度课题工作原则》中提出，中医临床诊疗技术整理与研究项目是通过对"临床上确有效应（疗效）的中医（中西医结合）诊疗技术进行全面系统的研究整理，采取多中心、前瞻性的再评价其临床效应（疗效）和规范其技术标准的方式，达到使诊疗技术效应（疗效）更确切，技术标准更规范、成熟度更高，切实得以推广应用的目的。为临床提供更多的，安全有效的诊疗技术，以利于促进全面提高中医临床疗效。"明确指出研究思路是对临床上确有效应（疗效）的中医（中西医结合）诊疗技术进行研究，目的是再评价其临床效应（疗效）和规范其技术标准，使诊疗技术效应（疗效）更确切，技术标准更规范、成熟度更高，切实得以推广应用。

　　诊疗技术类研究方法包括抽提规律、凝练名称、挖掘传统理论依据、进行试验验证、阐释现代科学内涵等。

　　中医诊疗技术解决传承问题应以名中医为重点研究对象，研究提炼名老中医独特辨证方法、治则治法、诊疗技术、有效方药，抽提其中规律进行总结。

　　中医的术语存在应用和翻译混乱的现象，统一的规范的术语是学术交流、推广中医的前提。中医术语的规范，对于中医药知识的传播，国内外医药交流，学科与行业间的沟通等方面起着重要作用。

　　传统理论依据是中医诊疗技术的重要理论证据，而中医文献是承载和传播中医学知识的载体，文献研究方面仍需要我们不断探索和引进新的技术方法，以提供更确凿和充实的理论依据。

　　挖掘传统理论依据的基础上，临床及实验室的试验验证能够提供的数据更加客观，是必不可少的诊疗技术研究方法，无疑可以增加该诊疗技术应该推广和传承的说服力。由于受"重思辨轻实验、重宏观轻微观"的思维模式影响，同时中医学的理论体系十分独特，具有很强的抽象性，因此中医学的实验研究进展比较缓慢。对临床上确有效应（疗效）的中医（中西医结合）诊疗技术进行全面系统的研究整理，遵循 DME 和循证医学的原则，采取多中心、前瞻性研究，为诊疗技术的科学性及规范性提供指导。

　　有医家认为中医理论犹如八卦图，有相互转化之妙，亦有浑水摸鱼之嫌。那么阐释现代科学内涵，就是我们现代中医人的当务之急，亦是让世界理解中医、信任中医的重要途径。

（一）名老中医诊疗技术经验总结

　　"十二五"国家科技支撑计划名老中医临床经验、学术思想传承研究项目，与"十五"抢救继承、"十一五"深入拓展相比，此次研究项目重点是解决"传承应用"问题，抓住研究重点、突出临床实用、探索长效机制、重视社会服务。如何总结出名老中医的诊疗技术经验，成为传承的前提。现有的名老中医诊疗技术传承研究工作已得了一定成绩，也突显出一些问题，如传承方法欠规范、传承结果准确性不足、缺少名老中医思辨特点的传承方法等。

**1. 抽提总结经验规律**　名老中医集中医学理论、前人经验和临床实践于一身,是中医临床水平最高、学术造诣最深的群体,他们的学术思想和临床经验是中医药学术特点、理论特质的集中体现。总结名老中医诊疗技术的经验和规律,是得出可以传承、值得传承的技术操作规范,使之得以传承的第一步。目前,名老中医诊疗技术的传承主要有 3 种模式:师带徒传承、院校教育传承和科研传承。

(1)师带徒:师带徒,是自古以来中医教育的主要形式,是符合名老中医经验传承规律的基本模式。传统师承教育一般以家传师授为主,教者言传身教,学者侍诊于师,耳濡目染,潜移默化。在师徒相承、口传心授的过程中,师者的学术经验得以传承,中医学术得以继承和发展,历史上许多有成就的医学家大多是通过师承方式接受中医教育而最终获得成就的。

根据师带徒的模式特点,我们总结出以下两点:第一,其更适用于一些操作细节方面未能被总结规范出来,适应证范围未能确定指出的诊疗技术,这类技术通过为师者的口传心授,继承人近距离观察学习(临床侍诊抄方、总结病案)后多加练习,并经过师者的指教改正,让技术的继承完整和不失原本的味道。第二,因师带徒学习的局限性,继承人的数量有限,为更好的抽提总结名老中医诊疗技术的经验规律,应选择那些更能够总结出技术操作规范、适应证范围等的学习者作为师带徒教育中的继承者,从而使得技术在日后易于推广;而非仅仅只能够完成学会技术、使用技术的学习者。

(2)院校教育:院校教育是中医人才培养的重要形式,也是名老中医诊疗技术传承的重要途径。早在南北朝已有官办中医学校发端,后有唐代的"太医署"、宋代的"太医局"、明清时期的"太医院",均专司或兼司医学教育之职。这样的技术传承模式下,更适用于已经成熟,且适应证、操作规范等均已总结完备的技术传承。

师承教育作为现代中医院校教育的补充形式,对于培养中医人才尤其是高层次的中医人才是十分必要的,也是切实可行的。在研究生、博士后培养过程中,将师承教育与院校教育有机地结合起来,取长补短,提高人才培养水平,同时也促进了名老中医诊疗技术经验的传承研究。

(3)科研传承:科研型传承是指通过科研立项专题研究的形式,开展名老中医的临床经验和学术思想研究工作。科技部先后在"十五"国家科技攻关计划、"十一五"国家科技支撑计划、国家重点基础研究计划(973 计划)等国家重大科技计划中,设立了多项名老中医学术经验传承研究项目。科研型传承作为一种全新的传承,不仅有利于名老中医个体和群体经验的研究总结,提高名老中医诊疗技术的传承水平和效率,而且可以通过"集体研究集体""集体传承集体"的方式,更有利探索新型的中医人才培养模式,有利于诊疗技术的发展和创新。

抽提总结名老中医经验规律的工作中,科研即应用现代技术手段(现代科技及现代研究方法)统计出现频次、从中抽提规律等,更易总结规律而帮助技术推广。

1)现代数理网络信息技术的应用:记录临床医案验案,并运用现代数理网络信息技术进行分析研究是现代中医人跟师、师承取得成绩并能够将名老中医诊疗技术进行推广的重要途径。中医临床经验和医案丰富和庞杂,迫切需要高效的医案分析方法进行辅助学习,通过现代数据处理技术对中医诊疗技术进行量化研究。现已有的软件如粗糙集软件系统 ROSETTA 系统等,应用现有的现代数理网络信息技术,并联合相关学科学者积极改善开发更优技术将为中医诊疗技术的研究指出更明朗的道路。

2)访谈法的应用:访谈,是医学研究者经常用到的研究方法之一。访谈法有多种形式,国外有学者将访谈分为定性访谈和定量访谈,前者包括半结构式访谈、深度访谈和无结构式访谈;后者为结构式访谈。其中,定性访谈法是国外医学研究的常用方法,其强调对现象的深入了解,尊重研究对象对自己行为的解释,是一种研究性交谈,是研究者通过口头谈话的方式从被研究者那里收集第一手资料的一种研究方法。它能够有效捕捉到定量研究所不能捕捉的微妙的复杂信息。访谈主要是通过访谈者有目的地和被访谈者进行交谈或向其提出一系列问题来了解被访谈者的认知、态度和行为等。定性访谈法适合主观性较强的诊疗经验和学术思想的传承研究,兼顾医生经验的主观性和个性化,近年来作为探索挖掘名老中医临床经验和学术思想的一个重要研究方法。结合每个名老中医的医疗背景,制定出具体的访谈提纲,通过深度访谈,可以获得直接的一手资料,进行主题抽提分析后,获得他们宝贵的个人医疗经验。这无疑将对传统中医诊疗技术的传承起到很好的推动作用,同时可扭转现代循证医学对名老中医医技经验的证据级别不够重视的状况。对于普通医生亦或医学生,那些在医学道路上仍处于需要不断汲取营养而成长的医师,对其进行定性访谈,通过一对一的访谈或组织焦点组访谈的方式,面对面地对中医临床医师进行直接的研究,关注其存在的疑问和工作学习的难点等。另一方面,如在临床诊疗和医疗管理工作中恰当地运用定性访谈法,通过深入访谈了解患者的诊疗感受,可减少主观感受带来的不良影响,面对面的访谈更加注重病人个体化的感受,关注其主观性的一面,这与中医个体化诊疗模式思想也是一致的,这种对患者本身的关注也正是中医诊疗过程中人性化优势所在;或者运用焦点组访谈研究患者治疗依从性差或接受治疗比例低的影响因素,将会极大地促进诊疗技术研究的进程。深入访谈法等提供了一种如何进入病人内心世界的途径，挖掘出在应用该诊疗技术背景下病人对所患病的个人主观想法以及个人理解和感受。

（4）凝练名称：在名老中医诊疗技术的传承研究中，凝练名称，是研究重点之一，也是重要的诊疗技术研究方法。前文提到的石学敏院士提出的"醒脑开窍"针刺法，其名称将中风病的病机、治则均包含其中，简洁、清晰明确，利于该项技术的传承，技术学习者的理解和应用，是凝练名称的范例。在本次课题研究的整个过程中，我们也深刻体会到凝练名称的重要性和必要性。一个经过缜密的思维过程，最终确定的能够体现诊疗技术特点的名称，在日后临床推广和进一步深入研究的工作中占据至关重要的地位。

1）"司气海，调血压"针刺技术的命名过程：研究初期，本课题组成员将该项技术命名订为"石学敏针刺降压技术"，当时主要考虑到以下两点：第一，参考国际上的命名方式，在数学、物理等自然科学领域，以及医学界，很多命名均冠以发现者、提出者的名字，如"欧几里德定理""牛顿第二定律"等；第二，石学敏院士作为国医大师，又是针灸界唯一的院士，学术地位之高，针灸方面造诣之深，在业界的权威性无可取代，技术名称冠以石院士之名，便于推广。因高血压病一般属中医"眩晕""头痛"病范畴，通常认为病因病机是气郁化火，风阳升动或肝阳上亢，治以滋阴平肝潜阳或除痰祛湿等。遂课题组成员受其思维限制，初将治则订为"活血散风，调和肝脾"。

石学敏院士结合多位专家建议，认为名称需要推敲和凝炼，结合其个人学术思想内容，最后确定技术名称为"司气海，调血压"针刺技术。

首先，是考虑到提出的"气海"失司是高血压病的主要病机。气海理论认为，血液在脉管中运行不息，流布于全身，环周不休，自成体系，而气、血、脉则构成了其最基本的物质结构和基础。该技术针刺处方以人迎穴为主穴，人迎穴可调节宗气及营气的运行，起到"贯心脉"的作用。故名称前半部分凝炼为"司气海"，这样更贴近石院士学术思想的本意。

其次，因该技术的主穴人迎穴解剖位置在颈动脉窦附近，颈动脉窦是一种牵张压力感受器，在血管壁外膜下有丰富的感觉神经纤维，是血压调节系统的重要组成部分。所以，技术并非仅仅对于治疗高血压有降压作用，对于低血压患者有升血压的治疗作用，即该技术对血压有双向调节作用。故名称的后半部分凝炼为"调血压"，而非"降血压"，为日后研究的深入、适应证的扩大埋下伏笔。

2）崔公让观手指诊痛风技术的命名过程：原本该技术的名称曾订为"崔公让观指纹诊痛风技术""崔公让观皮纹诊痛风技术"。"指纹"一般认为是人手指末端指腹上由凹凸的皮肤所形成的纹路，"皮纹"则比较泛泛。然而该技术实则观察的是手指背侧皮肤形态变化，"指纹"一词对技术观察部位造成误导，"皮纹"一词不能明确地表明该诊断技术所观察的部位，所以这两个词都被否定了。最后确定名称为"崔公让观手指诊痛风技术"。

以上均为本次诊疗技术传承研究课题组的经验介绍，望为今后的中医诊疗技术传承工作提供参考。

**2. 挖掘传统和现代理论依据**　传统理论依据是中医诊疗技术的重要理论证据，而中医文献是承载和传播中医学知识的载体，中医文献研究方法独特、研究范围广泛，对中医事业发展具有极为重要的地位。传统中医文献学包括目录、版本、校勘、训诂、辑佚、辨伪诸学，这些分支学科分别对古典文献进行研究，已有千余年历史，到今天仍有一定的应用价值。中医文献研究的传统方法和技术不外乎校勘、训诂、音韵、版本方面的知识，用这些传统方法来整理研究今日数量丰富而庞杂的中医文献，则无疑是颇为吃力的。随着计算机技术的日益推广和普及，不少专攻文献科研的研究者逐渐掌握了一些文献研究的新技术，这为我们深入文献科研提供了便利条件。

现今中医文献科研工作虽已开展得较为深入和全面，但仍存在着一些不足之处。一方面，大量值得研究整理的中医古籍却无人问津，其实用价值得不到挖掘和利用，甚为可惜。另一方面，以挖掘传统理论为重心的文献研究中不乏粗糙者，应作为改进的重要方面。

在知识爆炸的今天，中医诊疗技术方面各种基础研究、临床研究不断涌现，理性、辩证地看待和汇总对我们中医人发展自身有益的文献，并将相关学科的相关理论研究与中医相结合，才能更好地利用资源发扬中医，提升中医诊疗技术。

从总体上说，在文献科研方面，仍需要我们不断探索和引进新的技术方法，以便提高研究效率和质量。

**（二）名老中医诊疗技术的共性和特性**

经过对名老中医诊疗技术传承研究课题组五个子课题，以及课题组成员对以往名老中医诊疗技术传承工作资料的查询，发现名老中医诊疗技术的共性和特性如下：

**1. 名老中医诊疗技术的共性**

（1）可供传承的名老中医诊疗技术，首先是操作性要强，即能让继承技术的医家原汁原味、不走样地掌握，所以技术要客观化、规范化，制订的应用规范才可以描述清晰、准确。

例如本次课题中的诊疗技术，其应用规范的制定经多次专家审议和修正，更能体现名老中医本人的诊疗技术特点的同时，其可重复性、操作性也得到提升。

如"司气海，调血压"针刺技术，其针具的选择、穴位选择、进针顺序、患者针刺治疗体位,进针方向、深度,行针手法、方向、频率,留针时间等均制定出操作规范,这给学习者提供最直观的指导。另外,"人迎穴垂直进针,缓缓刺入0.5~1.0寸,见针体随动脉搏动而摆""合谷、太冲垂直进针0.8~1.0寸,施以捻转法,即医者采用面向病人的体位,以任脉为中心,拇指捻转作用力为离心方向",这些准确的描述,又为不能亲身见证石学敏院士治疗过程的医家提供了形象的、身临其境般的指导。

再如"贺普仁贺氏三通法治疗中风病技术",其对以毫针刺法为主的"微通法"、以火针、艾灸疗法为主的"温通法"、以三棱针刺络放血疗法为主的"强通法",三法在中风病的急性期、恢复早期、恢复期、后遗症期的应用分别作了详细的描述,对选穴、手法、留针时间等均规范讲解;并对并发症的治疗给出具体针灸治疗方案。更值得一提的是,该规范的书写制订,包括对针具的选择,特别是温通法中对火针针具的描述,详尽到完成"贺氏火针"的材料研究。这样,仔细阅读技术操作规范,观看课题组制作的影像资料后,学习本技术的医家便可顺利掌握该技术。

(2)其次是灵活度高,因遇到的病人是不同病程病情和不同合并症,所以在剥丝抽茧、正本清源,明确客体的基础上,有适合适宜技术,即技术的挖掘和形成要深化细化。

这要求对诊疗技术的术语和定义、学术思想、临床应用要点、特色优势、注意事项等均有深刻的了解,才可以灵活准确地应用该项技术于诊疗过程当中。例如本次课题中的几项诊疗技术,均由名老中医弟子牵头整理研究完成规范的制定,其中以上内容均为名老中医本人经验总结而成,为今后传承推广打下坚实的基础。

**2. 名老中医诊疗技术的特性** 每种技术对应的病种不同,要根据病种具体问题具体分析,找准切入点,让病人能有信心接受技术。

急性病(如痛症,有麻醉方法)防复发;慢性病看急效。以石学敏院士的醒脑开窍针法为例,其主穴之一的三阴交针刺操作时要求针感到足趾,下肢出现不能自控的运动,以患肢抽动3次为度;辅穴中极泉穴施用提插泻法,以上肢抽动3次为度;辅穴尺泽穴,用提插泻法,针感从肘关节传到手指或手动外旋,以手外旋抽动3次为度;辅穴委中穴,用提插泻法:以下肢抽动3次为度。这些选穴和手法操作的特点是让患者失用的肢体经过针刺刺激出现即刻的活动,这无疑使中风病患者及家属信心倍增。当然,通过临床多中心的观察研究,该疗法切实有效,也使更多患者了解和接受该治疗技术。

**(三)证实名医诊疗技术的有效性**

**1. 临床试验验证** 证实名医诊疗技术的有效性,是传承和推广该项技术

的前提,提供个案验案、小样本、随机对照试验(RCT)等不同等级的试验证据将作为具有说服力的有效证据。以下举例说明:

师带徒的传承教育方式下,跟师的经验大多是个案经验,包括对一个或几个个案材料的收集、记录,自古以来这些经验多被编写为医案形式流传。而选材上多选取具有代表性或较特殊,经医家诊治效果佳者,具有一定的可重复性及推广实践价值。

多中心临床试验是由多位研究者按同一试验方案在不同地点和不同单位同时进行的临床试验,各中心同期开始与结束试验。多中心试验由一位主要研究者总负责,并作为临床试验各中心间的协调研究者。该方法对诊疗技术的规范有着更高的要求,同时也为传承提供前期的推广基础。目前的中医科研多是以验证为主,发展创新还显不足,研究往往是低水平重复。

**2. 阐释现代科学内涵等** 中医诊疗技术的现代科学内涵的阐释,即将中医技术的理论和操作翻译为现代人能够理解的语言,使西医和这些从小接受科学理念教育的现代人更易接受,是让世界信任、接受中医诊疗技术的重要途径。

中医学是以中国传统文化的方法论为指导工具,其一大特点是医学和哲学的水乳交融。从某种意义上来说,中医的理论和现代化研究更需要哲学、科学认识论和方法论的指导,特别是需要唯物辩证法和现代系统科学方法论的指导,中医学的发展必须依靠其理论体系的研究和突破。由于受感性和宏观的思维模式的影响,中医学的理论体系具有很强的思辨性、不定性和灵活性,具体表现在对人体的生理、病理利用黑箱方法加以说明,微观形态学探究不足;在诊断方面,通过"望闻问切"等主观感性的方法来做出判断,对病证的定位、定性及定量研究还不充分。思辨性、不定性和灵活性使中医学的理论体系在宏观方面立于不败之地,但同时在微观、定性和定量方面却缺乏规范化和科学化。近年来,舌诊仪、脉诊仪等一系列四诊仪器的研究成果被临床医师所接受,它们提供了相对客观化、数字化的分析结果,一定程度的克服了中医四诊技术的"主观性",提供了量化的诊断技术。推动中医诊疗技术的规范化、科学化进程,并不是一朝一夕即可完成的,仍然任重道远。例如针灸技术被临床广泛应用,但经络实质的研究,自 20 世纪 50 年代以来,我国学者提出各种研究性假说,并付诸试验研究,但至今仍没有能够统一的结论。

对名医诊疗技术的科学内涵的阐释方法多种多样,有待我们中医人去挖掘探讨。如对其进行前瞻性的研究(prospective study),应当从现代数学(数字信息)、物理、化学、天文、地理(环境生态)、生物(人类基因组)等基础学科的土壤中汲取养分,拓展前瞻性研究的思路。

## 二、诊疗技术类研究结果表达

### (一)诊疗技术有效性的表达

诊疗技术类研究结果的表达,首先要对有效率及不同检测指标的研究结果进行说明。这要求研究方法严谨,数据真实有效,并进行统计学分析,而得出结论。这样可以清晰的用数据说明该技术的有效性,具有说服力的数据是现代中医学研究所必需的,是向众医者说明研究成果的最直观方式。

在中医治疗疾病的临床疗效体现方面,因疾病差异,有些医家选用量表评分,有些选用直观数据,例如检测指标。临床中一些医家指出,中医辨证与检验指标具有相关性,但其中的关联性并非是完全对应的关系,因此未来仍需要加大研究力度。另外,实验室检测指标与药物的使用相关,这些都应是使用检测指标作为疗效分析时应考虑到,并予以排除的干扰。例如,作为中医药临床试验研究,若想更客观的体现疗效,病例选取的纳入、排除标准必须全面,其剔除标准亦应准确,这就更需要大样本研究,更需要参与者严谨的态度。

以本次课题中"崔氏观手指诊痛风"技术研究为例,该技术是崔公让教授在"色即是空、空即是色"的学术思想指导下,通过观察手指背侧皮肤形态变化,判断人体内是否存在尿酸盐结晶沉积,是早期诊断痛风的一种独特方法。其临床观察中,记录了患者实验室化验尿酸结果与手诊的结果对照,以及 DECT 尿酸盐结晶沉积影像,这样研究更具备说服力,实验室及影像资料也更加直观的帮助学习者进行学习研究。

而国家中医药管理局中医临床诊疗技术整理与研究项目实施中,曾报道因为技术本身缺乏疗效等方面原因,一些项目未通过验收或中止。例如"重灸关元穴治疗类风湿关节炎的研究整理",由于特色和疗效不明确而中止;"××法针刺治疗老年性白发临床新技术的整理与研究",因未能出示证据性资料证明疗效而未通过验收等。

疗效是临床观察的金标准,以客观证据表达出来才能科学的说明其有效性,才能作为值得传承的项目进行推广。

另一方面,诊疗技术的有效性在现代中医药学的研究中亦常常采用动物实验来验证说明。这类研究看似更加客观,但现阶段亦存在很多问题。以药物安全性评价为例:相对于其临床研究,实验动物临床检验存在一定的特殊性,应结合受试药物、动物表现、其他实验结果及其他检测结果进行综合分析。在药物安全性评价中,实验动物临床检验包括了血常规、血液生化、血凝、尿液、骨髓和免疫学等检测指标。目前在药物临床前安全性评价中,特别是在长期毒性试验中,有比较多的实验报告只是把临床检验结果简单地罗列上去,有些只进行单个指标的分析,而没有进行综合分析,致使得出误导性或错误的结论。因此,对于实验动物临床检验指标有必要进行综合性、正确的分析,以排除非药物因素引起的异常情况。有从事多年动物实验工作的经验的学者指出,药物安全性评价中实验动物临床检验指标综合分析的基础包括:建立分析背景数据、保证数据的可靠可信和科学统计,综合分析的总体思路,以期更加客观地分析实验结果,提高药物安全性评价的研究水平。

以"司气海,调血压"针刺技术治疗高血压病为例,在确定技术规范的同时,申报的相关课题目前的结果已证明了其有效性,包括临床观察及动物实验,临床观察大多是对血压的记录分析,动物实验包括:解剖大鼠人迎穴的局部结构建立体表定位方法和针刺操作标准,并通过针刺降压效应进行验证,针刺人迎穴对自发性高血压大鼠(SHR)血压的影响,并通过内皮素(ET)、一氧化氮(NO)水平以探讨其内在机制等等。

**(二)诊疗技术操作规范的制定**

说明有效性并不是中医人研究诊疗技术的最终目的,传承和推广该研究成果更是我们现代中医人的职责所在,所以制定诊疗技术的操作规范也就成为重中之重,其中包括名称、技术组成、操作方法、适应证、禁忌证、技术关键等。规范和量化的诊疗技术,才是值得去验证而推广和广泛应用临床的。近年来,中医药的标准化也受到党和政府的高度重视。

**1. 技术操作规范制定过程中的经验**

(1)经多年研究已完善的技术方案:此类诊疗技术是医家在长期临床实践中总结提出,并经多年研究,已有大量实验室及临床证据可以提供,针对名称、技术组成、操作方法、适应证、禁忌证、技术关键等均已完善。这类方案大多针对具体病种,临床重复性强。在制定规范的时候,我们应当尽量具体、详尽,尽量将已有的完备的技术方案原汁原味地传递给读者即学习该技术的医家。

如本次课题中"贺普仁贺氏三通法治疗中风病技术"的研究,针对中风病这个复杂的疾病(包括其并发症、合并症),贺普仁教授通过以毫针刺法为主的"微通法",以火针、艾灸疗法为主的"温通法",以三棱针刺络放血疗法为主的"强通法",有机结合,或三法结合应用,或独取一法、二法,随证选取的治疗方案。其对从针具到应用时期、辨证分型、取穴、手法、适应证、禁忌证等一系列问题均给予规范,这样让学习者更易接受,也更易掌握,才能更多服务大众。

前文提到的"醒脑开窍"针刺法,是通过了大量临床研究和基础实验,已比较成熟的治疗技术。首先,在"醒脑开窍、滋补肝肾、疏通经络"为总治则的基础上,该针法逐一确定了腧穴位置、进针深度、针刺方向、施术手法、施术时间、针刺效应及针刺最佳间隔时间等,具有了严格的操作量学规范,适应证、禁忌证、技术关键均明确。其有严格的组方原则,尤其在操作上有着特殊的规定。这无疑也是该诊疗技术被全国广泛推广应用于临床的前提。另外,该治疗技术对脑卒中的不同临床表现或合并证、并发症(改善椎-基底动脉供血、吞咽障碍、手指握固或手指功能障碍、语言謇涩或舌强不语、足内翻、共济障碍、症状性癫痫、高血压、便秘、小便失控、肩周炎、血管性痴呆)提出相应的治疗原则和治法,有针对性的配穴,体现了中医学辨证施治的传统原则,有利于个性化治疗。现今,该针法的应用推广应用已不仅限于国内,国际友人已有受益者。

(2)临床疗效已经证实,仍需进一步完善的技术方案:这类诊疗技术是在临床实践中总结提出,无论在中医传统理论的推敲下,还是在现代科学理论的思考中,均有圆满的解释;亦或是在中医传统理论和现代科学理论的指导下经逻辑推理得以推敲提出,并应用于临床疗效得以证实。这些技术方案,未能如前者经过多年研究得出完备的技术方案,仍需进一步研究、完善。那么,在技术规范的制定中,只能用事实说话,故不如前者具体和详尽,仍存在进一步深入研究的空间。

如本次课题中"司气海,调血压"针刺技术治疗高血压病的研究中,作为较新的技术疗法,疗效确切是得到肯定的。但因治疗疾病的本身复杂性,在现阶段的临床研究的基础上,具体到不同辨证分型、血压特点、心血管风险程度、靶器官损伤、体型、服药情况等均为影响疗效的因素,对哪类病人疗效更佳,需要更大样本、更深入的临床研究才能得出科学有效的结果。且针对每类病人个性化的治疗方案尚未能明确提出,故所制定的传承应用规范与"贺普仁贺氏三通法治疗中风病技术"这类已经完善的技术方案相比,在不影响临床应用推广的前提下,较为简单。这样,本技术方案可以在规范的推广后,获得更大样本的研究对象,以待总结和进一步完善。如"醒脑开窍"针法治疗中风病的病谱的完善工作,部分就由天津中医药大学附属医院进修医师完成的。

(3)尚处于起步阶段,未证实临床疗效的技术方案:此类技术是指名老中医根据临床经验创新提出的,处于起步阶段的诊疗技术;或是跟师过程中学习者发现、总结名老中医行医过程中运用的针对个案有效,而根据中、西医理论分析推测在临床中可以广泛推广使用的诊疗技术。这类技术没有大样本多中心临床试验,无法提供相关循证医学证据。

每一项技术的形成和发展完善均非一日之功,现今在临床-科研一体化的大形势下,科研过程和研究结果也会促进技术方案的挖掘和完善。作为继承者,积极挖掘有前景、可持续发展完善的名老中医的技术方案,并跟随其发展历程,这需要继承者具有敏锐的眼光,更重要的是在跟师过程中下足够的功夫,真正的发现和提出问题,并总结和深入研究。任何诊疗技术都无法做到完全的尽善尽美,都是在不断的发展中,即使是现已经完善的技术方案,在传承的过程中,若干年后亦可能有医家对其方案进行改良或对其技术的分支进行发展。所以,作为"承"的一方,我们不要对尚处于起步阶段的诊疗技术掉以轻心,要以谦卑而科学的态度去面对这类技术方案的研究工作。

**2. 技术操作规范制定中存在的问题**

(1)技术操作要领难以展现:国家中医药管理局中医临床诊疗技术整理与研究项目实施中,亦曾报道"×× 手法松解治疗肩凝症",因为操作要领难以展现,合作单位无法学习掌握,无法完成研究任务而中途结题等。

以针灸学为例,古人对针灸治疗的量化指标和手法规范是非常重视的,古医籍中记载了很多针灸的量化指标和手法规范。例如:"针三呼""灸五壮""拇指向前为补,拇指向后为泻"等等。由于古今文化的差异及历史进程中古典医籍的遗失,针灸操作的量化指标及手法规范后世没能完整地继承。

对于操作型技术而言,规范和量化要领是该项技术得以传承推广的必备条件。这需要大量的临床经验总结,以及科学的研究结果作为支撑,对于一些待传承研究的诊疗技术而言是难度所在,是我们需要努力的解决的重大课题。

(2)技术的适应证、禁忌证不明确:一些中医诊疗技术所阐述的适应证过于宽泛,而禁忌证及不良反应所述甚少。原因大致可总结为以下两点:首先是临床研究不足,未能确切总结其疗效,故适应证范围过于宽泛,未能观察足够病例来说明其不良反应及禁忌证。这一点,我们应向现代医学学习,大样本的研究后投入临床应用的诊疗技术应明确适应证及禁忌证,以便推广。另一个原因,仍有医家认为"无副作用"才是中医的长处所在。但我们应反思,不应掩耳盗铃,承认中医学博大而精深的同时,我们应看到"副作用"是不可避免的。如中药大多为天然药物,成分复杂,近些年中药的肾毒性、肝毒性开始得到众医者及百姓的重视。明确禁忌证和不良反应,说明了"副作用"的诊疗技术才能更好地发挥其疗效和作用。

如推拿治疗,患者普遍认为这是无创性的治疗,安全无副作用,但临床中推拿引起的损伤并不稀奇罕见。因其亦有适应证和禁忌证存在,间接暴力或慢性劳损所引起的一些伤病多数为适应证,如全身各大关节扭伤、肌肉扭伤、肌肉劳损等。另外,直接暴力导致软组织损伤中后期,骨折愈合后关节脱位复位后关节粘连、僵直及软组织挛缩,某些骨关节病所致肢体疼痛,活动受限者,如颈椎病、膝关节骨关病、肥大性脊柱炎均适用。但诊断不明的某些可疑骨折、肿瘤、结核、骨髓炎等,急性关节扭伤,肿胀严重者早期慎用。且推拿治疗方案中对力度、角度等均有所要求。

只是一味地宣传其应用广泛,无副作用,不如明确治疗技术的操作,学规范、适应证、禁忌证,这样更容易让学习者掌握,更能够让患者在临床治疗中受益。

## 三、诊疗技术类研究成果传承应用

如何将已成熟的规范诊疗技术传播出去服务更多患者成为另一个重大课题,通过本次课题研究,我们将经验总结为如下几点:

### (一)明确诊疗技术的推广对象和条件

诊疗技术的传承推广对象,主要适用于广大中医院校的学生、普通医师以及已经成才的而追求进取的中医。而针对每一项诊疗技术,其主要传承和推广对象又有所差别。医生的技术水平和业务素质是掌握和应用推广新技术的重要因素。换而言之,根据本、硕、博等不同学历,住院医、主治医、主任医等不同职称的传承对象,工作在三级医院、二甲医院、农村与社区等不同的医疗机构的服务能力等,对诊疗技术的认知、态度、期望等亦有所差异。

面对高学历、高资历的传承对象,医学理论基础扎实者,治疗常见病、多发病的规范的诊疗技术标准的学习相对简单。其亦应成为技术的推广者和技术的改进者,为临床患者解除病痛而不懈努力。

学历相对较低、资历相对不足者,则应更加扎实地掌握诊疗技术规范,切实应用于临床,并进一步提升自己的临床能力。通过引进和应用诊疗技术,可加强医院的专科建设,提高医院的科研水平;建立长效模式,可提高医院的整体水平。

中医特色临床诊疗技术是中医药特色和优势的有效体现,医疗成本低、操作方便,患者负担较轻。现在农村和社区的医疗资源是极其不平衡的,非常缺乏确有疗效、安全规范、价格低廉的特色技术。对中医特色临床诊疗技术进行系统、规范的整理和研究,构建中医特色临床诊疗技术全国推广网络,提高农村和社区的中医药服务能力和服务水平,对于构建和谐社会、促进人民健康具有重要意义。

技术学习者的要求、技术适宜人群、了解技术引进单位和地区情况,这些工作可进一步通过问卷调查等方法进行研究,以使现有的资源更好地得到利用。

以"司气海,调血压"针刺技术为例,现该技术在天津中医药大学第一附属医院已经得到传承和推广,因本院为教学医院的原因,在校生操作机会较多,学习该技术的过程中也表现出较高的热情。我们在学生(在校硕士研究生、博士研究生)中进行了调研,对其学习掌握和实践操作中存在的问题,可能影响临床疗效和技术推广的因素进行了归纳总结：

**1. 对理论的接受程度的问题**　首先，是医生方面，施术者本人对"司气海，调血压"针刺技术的学术思想、操作规范的理解、接受、掌握程度，直接影响该技术的推广和疗效。若医生对该理论的接受程度高，向临床推广的热情随之提高，能够完整地把技术理论传达给患者，继而利于技术的推广；同时，对理论深刻的理解帮助医生施术操作中达到规范严谨，提高疗效，故可得到更多患者的信任。

其次，病人对"司气海，调血压"针刺技术的理论接受程度亦是影响临床疗效的因素。病人对该技术理论的接受程度，对针刺降压的信任度，直接影响其依从性、疗程的坚持时间和针刺时的紧张程度，继而对针刺疗效产生影响。

**2. 技术操作中的问题**

（1）首先，医生对技术的掌握程度，包括进针深浅、行针手法、功力的持续（是否在每个主穴行针 1 分钟过程中会因肌肉疲劳而操作变形），尤其是主穴人迎穴位的定位，捻转方向、频率的掌握程度，对于针刺的效果起到至关重要的作用。

（2）其次，病人的因素也不可忽视。第一，不同人体穴位解剖位置的差异，需要医生临床中不断观察和采取相应的措施进行针刺治疗；第二，该技术当中要求每个主穴行针 1 分钟，但因患者耐受程度不同，有些病人在行针过程中难以坚持，因此行针的时间是以统一的 1 分钟，还是以患者耐受为度？这需要我们进一步研究得出疗效最佳的方案。

这些调研结果，让我们对该针刺技术在学生（硕士研究生、博士研究生）中传承推广的重点及难点有了初步了解，也为进一步向更广范围的传承推广打好了基础。而且，根据调研的内容，对操作规范的制订和下一步深入研究的计划进行了补充和修改。当然，针对除硕士、博士研究生外其他技术推广适宜人群的访谈和问卷仍需进一步完善，以利于日后该技术传承推广工作的顺利完成，从而造福更多患者。

如何能够在临床准确地应用特色诊疗技术，是传承的重要问题之一。作为临床医生，每个人都有自己擅长的技术和治疗的病种。对此类技术的精益求精及该病种研究的深入和细化，是我们在医学上能够有所专长以至造诣深厚的重要途径。然而在各类信息发达，学习和研究条件日益完善的今天，故步自封实不可取，应当取各家之长补己之短，亦选择多种技术联合应用于适合的病种，可以更好地为患者服务。

如贺普仁教授的"贺氏三通法"将以毫针刺法为主的"微通法"，以火针、艾灸疗法为主的"温通法"、以三棱针刺络放血疗法为主的"强通法"，运用更加丰富完备的针刺治疗技术有机结合,或三法结合应用,或独取一法、二法,随证选取,以获得更好的疗效。本课题中选择中风病作为研究对象对其技术进行了总结和规范的制定。

对名老中医的技术的传承中,很多继承者重视的是技术的具体操作流程,这无可厚非。然而部分继承者忽视了技术所针对的适应证、辨证分型,以及治疗过程中为何调整治疗方案。所以很多学生感慨:为什么明明照搬老师的技术操作,却没有老师治疗的效果?很大程度上原因大致在此:学生只"照搬"了老师的技术操作的"皮毛",其技术支撑的内在"骨骼"并未熟知于心。操作流程本身更易总结和规范,所以学习继承起来相对容易;然而适应证的选取、辨证加减等具体应用细节,技术操作中每一步需得到的患者的反应,非一时之功就可面面俱到。以前文提到的热敏灸疗法为例,其以腧穴热敏化(当受到艾热刺激时呈现喜热、透热、扩热、传热、局部不(微)热远部热和表面不(微)热深部热、非热觉等奇异现象)来判断病人治疗方案:是否适合该项技术操作以及技术操作的准确性。然而并非所有需要传承的技术均已总结归纳明确,这需要继承者的细心、耐心和恒心,善于发现问题、提出问题,珍惜向名老中医学习的宝贵经历,才可真正得到大家的技术精华。

**(二)完善诊疗技术的推广方案和材料**

通过对中医诊疗技术推广现状的调查、研究和分析,就不同诊疗技术在不同地区、不同医疗机构建立推广示范模型进行探索,进行中医诊疗技术推广长效机制的研究。以期发挥和发展中医药特色优势,提高中医药应用水平和能力,提高中医药工作者的能力素质水平,使中医类医院的整体水平得到提升,让中医药更好地服务于广大人民群众。

**1. 跟师实践、组织培训班**　利用跟师实践、组织培训班等进行推广应用,可以将实用的诊疗技术推向更多的医者,但二者同时也都存在着各自的缺陷。

跟师实践适用于在校学生及有条件进修的医师,这是最传统的中医传承推广手段,学习过程中通过对老师的临床经验记录、总结、分析,得到第一手的学习资料。其优势明显,但亦有缺点,跟师学习需要大量的时间、精力,并不适用于所有学习者。

培训班的学习,推广范围相对较广,一些成熟的培训班定期举办,受到广大医家的欢迎。但学习者基础参差不齐,接受能力相差较大,学到手的诊疗技能亦有所差异。针对不同学历、资历及工作环境的传承对象,考虑其接受能力、工作性质的不同,准备阶梯式培训方案。所谓阶梯式培训方案是指在教学过程中,根据学生学习的不同阶段和层次,采取逐级上升的教学方法,使教师教的内容和方式与学生的知识层次和学习的需要同步协调，提高教学质量。它具有动态、逐级上升的特点，符合目标教学的要求，更利于其接受和学习掌握。

**2. 书籍和影像资料的出版**　出版书籍、制作影音资料、网络教学，面对不同地域的学习者，这些将作为诊疗技术广泛推广的最便捷途径。

近年来，各临床有效诊疗技术的研究日益进展，市面上已可见很多诊疗技术的相关书籍，其中不乏方案明确，附有医案病例介绍者。这些书籍给临床医家更多学习和思考的空间。影音资料和网络普及的今天，中医诊疗技术的推广亦将其充分利用，网络教学的普及，已让众多医家受益。

本次课题中的名老中医诊疗技术，均已完成规范的书写及影像资料的制作，以更直观的方式"传"给需要学习掌握这些技术的医家，视觉资料利于其传承和推广，更易学习掌握。成熟的诊疗方案的推广和临床应用实践方案，会随着时代的进步更加广泛和完善。

古人云："师者，所以传道授业解惑也。"作为技术的"传"者，名老中医与身边的技术研究团队将"可传、易传"的技术细化、总结形成系统的传承资料（技术相关的术语和定义、学术思想、临床应用技术规范、应用要点、注意事项以及相关医案等），使其"广传"。这项工作是辛苦的，但对于中医技术的传承、发展和创新而言，是极其重要的。

对于诊疗技术的"承"的一方，学习规范，仔细观看宝贵的影像资料，反复操作、练习，同行之间的沟通交流，虚心观摩，向名老中医求教，是很好的继承途径。"承"者应当发挥主观能动性，通过思维与实践的结合，自觉地、有目的地、有计划地学习，做一个肯学习、会学习、坚持学习的"承"者才能得到名老中医所"传"技术的精髓，而不是仅仅学到皮毛就草草了事，浪费了机会和经历，更辜负了名老中医的栽培和信任。另外作为继承者，我们不仅要"承"其技术，更应向医学前辈学习，热爱中医学事业、拼搏进取、争攀高峰的开拓精神，勤于思考、大胆探索、勇于创新的科学精神，医德高尚、精益求精、大医精诚的人文精神，以推动中医药现代化发展为己任。

# 参 考 文 献

[1] 高也陶，李捷玮，潘慧巍，等. 五脏相音——《黄帝内经》失传 2000 多年的理论和技术的现代研究 [J]. 医学与哲学（人文社会医学版），2006, 27（9）: 51-53.

[2] 范小婷，陈攀，林辰. 挑针疗法研究概况 [J]. 中国民族医药杂志，2013, 19（12）: 67-69.

[3] 张琳琳，郭家奎. 头针疗法为主的临床应用研究进展 [J]. 针灸临床杂志，2010, 26（6）: 68-71.

[4] 赵丰润. 乙型肝炎肝硬化代偿期患者中医干预前后舌色参数变化特点的研究 [D]. 北京: 北京中医药大学, 2015.

[5] 付静静, 王永, 王舒. 大鼠人迎穴定位标准及针刺降压效应 [J]. 上海针灸杂志, 2015, 34 (4): 283-285.

[6] 沈燕. 针刺人迎穴对自发性高血压大鼠血压、内皮素及一氧化氮的影响 [J]. 山西中医, 2015, 31(2): 56-59.

# 第四章

# 名老中医特色有效方药传承研究

## 第一节 有效方药的源流与发展

### 一、有效方药的概念

名老中医有效方药是指名老中医在长期临床实践中总结的有效方剂,是名老中医丰富临床经验的结晶和学术思想的具体体现。总结名老中医经验用方是中医学术传承和发展的重要内容,是学习和推广名老中医经验,提高中医学术水平和临床疗效的保证。从中医学的发展历史看,中医学术的传承发展和诊疗水平的提高,方药的总结和传承是一个重要的内容。历代医家特别是临床大家,其学术思想和临证经验,其理论建树和学术特色,无不集中体现在方药的运用上,形成了经验方剂。体现其学术思想和特点的代表方剂,传之于后世,为丰富和发展中医学术,提高中医诊疗水平做出了历史的贡献。有效方药的传承与发展是中医药学术发展的重要载体,历代记载的方剂,大多是其时使用有效的方药。

"名老中医有效方药"是指名老中医在长期临床实践中形成的组方合理、相对稳定、主治明确、功效可靠的方剂。名老中医的经验用方既是实践经验的凝炼,也是理论认识的结晶。对于名老中医有效经验方的研究,既要做到全面的整理,又要有利于传承推广;既要有理论分析,又要有临床应用。既有相当的学术水平,又有重要的实践价值。并为进一步研究打下基础。所以在研究中注意将名老中医有效方药的整理研究同学习老中医的学术思想结合起来,将名老中医有效经验方的学习传承同临床应用和深入研究结合起来。使经验方的整理研究不仅仅是方药的汇集与介绍,更体现了学术思想、学术特色和诊疗经验的传承与应用。

名老中医有效方药的总结,不仅发展了中医临床方剂学,同时极大地丰富了中医诊疗学的内容。通过推广应用,必将促进中医药诊疗水平的提高和中医学术的发展,造福于广大群众。

## 二、名老中医有效方药的分类

根据处方来源不同,可分为四类:

### (一)名老中医自拟有效方

这类经验方是名老中医基于自己多年临床经验总结的有效经验处方。该类经验方在药物组成、剂量、剂型、功能、主治及用法等方面,均与古今报道有所不同,为名老中医独创的中医方剂。

### (二)古方新用有效方

该类有效方虽来源于前人的处方,有明确的出处,在古典医籍中有记载,但老中医本人对方剂的应用有新的创新,或增加了新的适应证,或在随证应用中有独到的见解,或改变了剂型或给药方式,较前疗效有明显的提高。

### (三)当代同行经验方

处方来源清楚,属于当代其他人的经验处方,名老中医在他人经验方基础上有所发展、有所创新,形成组成相对明确,用法适当,疗效明确的经验方。

### (四)其他

包括来源于民间验方,或参照国内药理研究或国外相关研究报道,以此为基础,结合中医理论形成的有效经验方。

## 三、有效方药的源流与发展

古人在长期的生活和诊疗实践中,经过世世代代、日积月累的口尝身受,逐步积累了药物知识。随着人类临床利用药物的不断发展,逐渐形成中药理论、配伍和调剂,进而产生了方剂。将两种或两种以上的药物组成复方加以利用,可以增强作用、提高疗效,并减轻不良反应和毒性,是中医药学发展过程中的巨大进步。方剂学的发展经历了 2000 多年的历史,现存的方书,根据《全国中医图书联合目录》记载,仅从晋、唐至今已多达 1950 种,至于与方剂有关的医籍则更多。正是通过这些书籍的相继问世,使我们了解了方剂学发展的历程。

以"有效方"为关键词,检索《中华医典》收录的一千多部中医古籍,共出现 12 次,多表述为"治疗有效方""累用有效方""已用有效方""自觉有效方""×××传有效方""治××久不瘥有效方"等,多为对某病例治疗的有效方药的记录。这些记录并未对有效方药进行系统的内涵及外延的论述,也未进行大样本的病例验证。因此,符合现代中医临床要求的有效方在古代医籍中记录几乎没有。然后,这并不是说古代中医文献没有有效方。由于古代文字记录十分不易,一般而言,有效的经验方才会记录,能流传下来的方剂多数是当时名家的医案、医籍,历代医案记录的方剂,均是在特定历史时期临床证明有效的方药，或是被历代医家证明有效的方剂，这些方剂均可称为有效方。因此，中医方剂学的源流发展史，也即是有效方药的发展史。

从马王堆出土的帛书《五十二病方》到《黄帝内经》，直至张仲景著《伤寒杂病论》，体现了在治疗学及方药学方面的巨大成就。形成了疗效肯定的有效方剂。特别是《伤寒杂病论》所载的大量经典名方千百年来在临床反复使用，多所效验，直到当代，仍是有效经验方的重要来源。

魏晋以来，方书大量涌现，如《肘后备急方》《小品方》《刘涓子鬼遗方》《备急千金要方》《千金翼方》《外台秘要》等，保存了大量方剂。宋以来，出现了官修的《普济方》《太平圣惠方》《圣济总录》等集大成巨著，又有众多各具特色的个人著述，如许叔微《普济本事方》、陈言《三因极一病证方论》、严用和《济生方》、杨士瀛《仁斋直指方》、陈自明《妇人大全良方》、钱乙《小儿药证直诀》等百余种，使方剂学内容更加完善。

金元时期，有危亦林《世医得效方》、刘完素《宣明论方》、朱丹溪《局方发挥》、许国祯《御药院方》等。成无己之《伤寒明理论》系统阐述了张仲景《伤寒论》常用方20首的组方原理及方、药间的配伍关系，开方论之先河，拓展了方剂学的学术领域。

宋金元时期的医家，留下了不少新颖而灵验的方剂，明代形成了我国古代规模最大的方剂大全《普济方》，又有集约的袖珍良方。清代的方书中。各种验方、单方辑本亦不断增多，达300余种。同时，清代在制方理论、方义分析、配伍关系、方剂治法、经方研究等方面有所创新和发挥，是现代方剂学发展的源泉。

近代以来，特别是新中国成立以后，南京中医药大学主编的《中医方剂大辞典》汇集了古今方剂学研究的成果，内容浩瀚，考订严谨，达到了较高的水平。随着近半个世纪以来中医药高等教育的不断发展，医药院校不同层次使用的方剂教材、教学参考书，更是不断更新；同时，有关治则、治法及组方原理、配伍规律和复方效用的研究，既有文献的整理、临床的观察，又有大量现代实验研究。方剂理论研究更加深入，方剂应用范围更加扩大。中药制剂学的分化，中成药在生产工艺、剂型改进、药效、药理、毒理、质量标准和临床应用等方面，都取得了举世瞩目的进步；新的产品不断研制成功，剂型不断改进和更新，设备、技术和检测手段更加先进，疗效可靠而安全的法定处方、协定处方、院内制剂不断增加。国家食品药品监督管理局对中成药进行统一管理，目前品种约1万种，批准文号约6万种，在各级医疗机构的健康服务中发挥着重要作用。

当代名老中医的经验用方，反映了当前中医临床学术的成就和诊疗水平，是名老中医临证经验和理论创新的结晶，也是学习和推广名老中医学术经验的精华。认真总结和研究当代名老中医的经验用方，是丰富中医学术宝库，提高中医诊疗水平的重要保证，也是为发展中医药做出的重大贡献。来源于名老中医经验的有效经验方，越来越受到国家及行业的重视。国家"十一五"科技支撑计划项目设置了课题"名老中医经验方的整理研究"，编撰出版了《当代名老中医经验方汇粹》。

## 四、有效方药的现代研究概况

通过对中国知网（www.cnki.net）1949年以来的文献进行检索，以"有效方药"作为主题词，截至2016年12月底，检索到的文献如表4-1：

表4-1　中国知网1949年以来有关有效方药研究文献数量统计

| 序号 | 年度 | 文献数 | 序号 | 年度 | 文献数 | 序号 | 年度 | 文献数 |
|---|---|---|---|---|---|---|---|---|
| 1 | 2016 | 287 | 20 | 1997 | 79 | 39 | 1978 | 9 |
| 2 | 2015 | 367 | 21 | 1996 | 79 | 40 | 1977 | 9 |
| 3 | 2014 | 387 | 22 | 1995 | 60 | 41 | 1976 | 6 |
| 4 | 2013 | 399 | 23 | 1994 | 57 | 42 | 1975 | 7 |
| 5 | 2012 | 434 | 24 | 1993 | 49 | 43 | 1974 | 2 |
| 6 | 2011 | 374 | 25 | 1992 | 74 | 44 | 1972 | 2 |
| 7 | 2010 | 363 | 26 | 1991 | 50 | 45 | 1966 | 3 |
| 8 | 2009 | 381 | 27 | 1990 | 60 | 46 | 1965 | 7 |
| 9 | 2008 | 297 | 28 | 1989 | 65 | 47 | 1964 | 2 |
| 10 | 2007 | 303 | 29 | 1988 | 50 | 48 | 1963 | 5 |
| 11 | 2006 | 252 | 30 | 1987 | 48 | 49 | 1962 | 3 |
| 12 | 2005 | 208 | 31 | 1986 | 37 | 50 | 1961 | 2 |
| 13 | 2004 | 190 | 32 | 1985 | 40 | 51 | 1960 | 4 |
| 14 | 2003 | 213 | 33 | 1984 | 32 | 52 | 1959 | 3 |
| 15 | 2002 | 201 | 34 | 1983 | 24 | 53 | 1958 | 9 |
| 16 | 2001 | 162 | 35 | 1982 | 37 | 54 | 1957 | 3 |
| 17 | 2000 | 120 | 36 | 1981 | 24 | 55 | 1956 | 8 |
| 18 | 1999 | 103 | 37 | 1980 | 12 | 56 | 1955 | 1 |
| 19 | 1998 | 79 | 38 | 1979 | 16 | 57 | 1953 | 1 |
| 合计 | | | | | | | | 6099 |

可以检索到相关文献总计 6065 篇。其中 2000 年及以后的文献 4938 篇，占 80.96%，可见近年来相关研究呈上升趋势。

"十一五"支撑计划实施期间，整理形成了 94 位名老中医提供的 428 首经验用方，按照入选要求和条件，经专家审核，精选出其中 364 首，集成《当代名老中医经验方汇萃》。其内容涵盖了内外妇儿各个学科的临床病证，同时包括了针灸及骨伤科的部分经验处方和治疗手法。涉及的有效经验用方是名老中医多年的临床积累，反映了名老中医的学术见解、临证思辨特点和用药经验。这些经验用方绝大多数是名老中医在长期的临床实践中精心思考，反复验证，总结创新的经验。此外还有一些是名老中医应用古方或经典名方的经验体会，既有对名方应用的具体经验，也有临床的拓展应用，扩大了经典名方的主治病证。这些资料弥足珍贵，是学者学习的好教材。

学习名老中医的经验用方，不仅仅是记住几个处方直接用于临床，更重要的是从中领悟名老中医的辨证思想和处方用药的思路和规律。从中受到启迪，提高临床辨证思维的能力和诊疗水平。名老中医毕竟是数十年临证积累而成，学者一定要结合自己的临床实践，反复琢磨，务求掌握其组方用药的特点和真谛，方能做到临证时举一反三，灵活运用，用之合理，收到实效。

根据有效方药的发现过程及研究所处的阶段，以下分别就有效方药的发现、优化及确证性研究、化学成分研究、成果转化研究、评价方法研究等方面分别加以论述。

### （一）有效方药的初步总结及发现研究

名老中医临床有效方药是名老中医在系统学习中医理论及临床文献基础上，或者在其跟师学习成才过程中，进一步结合本人及他人的经验，逐步形成并经过名老中医本人多年临床应用，临床疗效得到初步证明的方药。有效方药的形成中，传统的师承形式仍是中医经验传承不可或缺的部分，但是这种模式具有受众人员小的局限性，难以满足中医药迅速发展的现实需求。

信息技术的迅猛发展，极大地推动了中医药信息化的进程，数据挖掘技术在中医药领域得到广泛应用。有学者提出了源于中医传统知识与临床实践的中药新药发现研究策略，以中医传统知识与临床实践为基础，构建可分析的结构化的中医方剂及临床数据库，引进数据挖掘方法对中医方剂的组方规律和用药经验进行分析，结合中医传统知识的专业判断和临床实践验证。采用"人机结合、以人为主"的方法，以客观的病历数据为基础，以中医医师本人的意见为主对数据挖掘结果进行分析，总结出既符合临床真实情况又反映中医学术观点的有效方药。

有效经验方的筛选和确定需在继承传统中医药理论和经验的基础上，结合和借助现代的科学知识和先进技术进行。如对某一医家或学派的经验进行总结，除了跟师学习外，还可以大量收集其相关医案处方，当达到一定数量时可以对其组方规律进行手工归纳总结，从而获得中医有效方药。大规模的RCT临床实验方法是现代医学界公认的循证医学中证据级别较高的研究方法，强调通过控制非检验因素来测量检验因素的效果。在经验方组成、适应证及功效研究不是十分明确的条件下，投入大量的成本过早开展RCT实验，研究遇到的风险较高。

在有效方药研究初期应明确处方来源、处方组成、适应病症、功能主治等要素的雏形，初步分析该方的特点和优势等。在初步发现阶段，要注意以下几个问题：

1. 明确方药的概念界定。有效方药是基于中医对某类病证病因病机的认识，在具体的中医治则治法指导下形成的具有预防、保健和治疗作用的各种中药单味药或复方、中药组分或提取物及其各种剂型。

2. 要有临床应用基础。中医是一门临床医学，一切研究必须来源于临床实际，几十年的研究实践证实，完全依赖动物实验开展新药发现及优化是行不通的，必须基于临床实际，在临床中应用多年，疗效显著且毒副作用相对较小的方药是有效方药研究并转化为产品的重要基础，期间既不能忽视个案的报道，如砷制剂治疗白血病即源于治愈的个案，也不能完全依赖于个案，要重视群体的可重复的方药，要有一定数量的经设计的较完整的前瞻性的临床观察研究资料。前瞻性临床研究要与回顾性研究进行反复比较，使有效方药发现建立在高级别证据的基础之上。

**（二）有效方药组成的优化研究**

有效方药一般有明确的药物组成、适应证、功用及禁忌等，但它们有些直接来源于古籍或是在临床中总结的，证据等级较低，需要进行方药组成、适应证、功用等方面的优化研究。总结和优化有效方是名老中医经验传承和中医药发展的重要内容，也是本研究的核心和关键内容之一。

有学者指出中医新技术、新方法、新方药的形成并非一种螺旋式上升的模式，而是一种渐进与突进结合的阶梯递进模式，每个阶梯都可以分为梯面期与竖面期。梯面是其应用积累期，竖面期是验证期。与阶梯递进过程相应的研究方法是观察性研究与验证性研究交替、定性研究与定量研究结合。在梯面期，以观察性研究方法为主，竖面期则以验证性研究方法为主。有效方药的优化则属于梯面期，通过观察性研究，优化前期初步发现的有效方药，可以得到其相对稳定的组方以及明确的主治、功效、不良反应等，此时的竖面期可开展验证性研究，验证性研究可采用循证医学中证据等级较高的RCT方法进行设计及实施（如图4-1）。

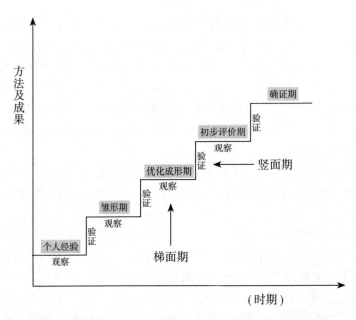

图4-1　阶梯递进的有效方药发现、优化及确证研究示意图

### （三）基于现代药理方法从有效方药组分开展研究

名老中医有效方药是中药新药开发的重要来源，其所含化学成分相当复杂，包括各种小分子有机化合物（挥发油、生物碱、黄酮类、皂苷类、香豆素类等），也包括生物大分子（肽、蛋白、糖肽及多糖等），又包括各种无机微量元素甚至一些配合物和络合物等。基于现代药理学方法，以多种生物技术和化学分析方法对有效方药的化学成分和作用机制进行深入的研究和阐释，发现或确定有效部位，是指导研发有效、安全、稳定现代中药的基础，亦可进一步促进临床合理用药，揭示中医药理论的科学内涵，推动中医药现代化的深入发展。

**1. 方药配伍与化学成分构成变化关系研究**　方剂是中药复方的结构，复方中的化学结构是发挥药效的物质基础。由于不同药材中的化学成分在煎煮过程中可能存在助溶、挥发、水解、氧化、产生沉淀等物理或化学的相互作用，使原有的某些成分溶出增加，或者减少，甚至消失，或是产生新的化合物，化学成分可能会发生一定变化，从而使配伍表现出减毒、增效甚至产生单味药不具备的药理活性。煎煮过程对中药复方的临床应用和药效发挥有重要作用，复方配伍在煎煮过程中化学成分变化的影响，可能是复方配伍协同发挥疗效的物质基础之一。袁久荣等学者采用双波长薄层扫描法等方法测定了四物汤中当归、地黄、芍药、川芎的单味药煎液、群煎液及分煎混合液中阿魏酸、八种维生素、十七种氨基酸、水煎性煎出物的含量，并测定了紫外谱吸收峰位值,结果显示群煎液的有效成分高于单味药煎液及混合液。另外,张宇等对四逆汤中附子与甘草配伍前后有效成分进行分析,发现附子与甘草配伍后乌头碱类生物碱的含量降低 28.68%,证实了甘草的减毒作用。肖盛元、苏子仁等学者发现复方中化学成分在配伍过程中发生化学成分转化。

中药组分配伍是对应用较为广泛,疗效显著的方剂或中药进行深入研究,在药效成分已知、作用机制较明确的前提下,选取中药的有效成分或部位,应用现代药理技术对配伍组分进行优化筛选,最终得到具有最佳治疗效果的组成和配比。有学者对葛根芩连汤有效组分葛根异黄酮与酒蒸黄连生物碱配伍比例进行研究发现,将来源于葛根的有效成分葛根异黄酮、黄连中的生物碱以 8 : 3 的比例进行配比后明显或部分降低不同糖尿病小鼠模型的空腹血糖(FBG)和糖化血红蛋白(GHb)的含量,升高血浆胰岛素(Ins)的含量,提高胰岛素敏感指数(IAI)的敏感性,同时对 STZ 高脂模型引起的血脂紊乱也有明显的调节作用,降低血清胆固醇(TC)、甘油三酯(TG)的含量,并能降低正常小鼠血糖。

**2. 有效方药的化学成分的分析研究**　有效方药的化学成分是发挥方剂效用的基础物质,因此化学成分的分离和鉴定是明确方剂药效物质的一种根本手段。将中药复方视为一个整体,采用各种现代化学方法和色谱技术,对其化学成分进行系统的提取、分离、纯化和结构鉴定,同时结合一定的药理实验模型,确定复方的有效部位及组分。宋代名医钱乙滋补代表方剂六味地黄汤是临床上治疗肝肾阴虚,腰膝酸软的代表方剂,其疗效显著。为阐述其化学成分,有学者从六味地黄水提取物中分离得到三个由鼠李糖,阿拉伯糖,葡萄糖,半乳糖和半乳糖醛酸组成的杂多糖,免疫药理实验证明此多糖具有直接促进小鼠脾细胞增殖的作用,提示其有免疫增强活性。另外对治疗流行性感冒效果明显的银翘散物质基础进行研究中,采用色谱分离技术从银翘散抗流感病毒有效部位群中分离出黄酮类物质,推断出黄酮类成分可能是银翘散抗流感病毒作用的主要物质基础之一。

虽然化学成分的分离和提取可以帮助研究者认识到方剂的有效物质,但这种方法具有一定的局限性,不能全面正确客观地反映方剂的化学组成。随着现代技术的发展,基于化学或物理化学的色谱与质谱等方法在方剂复杂化学物质的鉴定及分析中得到广泛应用。比较常用的手段有:①色谱分析方法。适用于方剂在煎煮过程中化学成分变化研究,可以灵敏的反映复方中药在煎煮过程中因配伍引起的化学成分变化,对一种或几种化学成分进行准确的定量研究。②质谱分析方法。其是一种具有很强分离能力,可以分离不同分子量化合物离子的方法,还可以对分子结构不同的同分异构体分别进行定量分析。利用这种方法对提取物进行分析,可以快速获得方剂提取物中化学物质的组成情况。许庆轩等学者利用电喷雾质谱技术研究八味地黄方与人参汤共服时产生毒性的化学物质基础，结果表明八味地黄方与人参汤共煎液产生的毒性是由人参汤中的白术抑制了附子中次乌头碱等双酯型生物碱的水解，导致双酯型生物碱水平过高而引起的。③色谱质谱联用法。色谱和质谱具有较高分离能力，合用可以比较全面地分辨研究体系中不同物质产生的信号响应，对于较复杂方剂，可以采用这种分辨率较高的方法。另外色谱质谱联用可以根据化合物类群的结构特征，对具有共同结构的化合物类群进行定性定量比较，从而发现复方合煎过程中，同一类群的化合物发生的相同的变化，从而比较明确地推断复方化学协同作用的反应机理。

### （四）有效方药的成果转化研究

名老中医有效方药是名老中医一生治学经验的高度总结，蕴涵着巨大的医学及商业价值，其不仅可以直接用于临床，服务广大患者，还可以进行成果转化，如形成新药、院内制剂等，在进行成果转化的过程中，要注意保护名老中医的知识产权，研究者可根据知识产权保护的相关法律法规，通过著作权、专利、新药申请等形式加以保护。

当前是中医药快速发展时期，大量中药方剂做成中成药或注射液上市，目前国家批准文号约6万个，上市的品种约1万个。仅2015年就有449种新的中药品种上市。但其中由名老中医经验方转化形成的中药还不够多，名老中医有效方药在科技成果转化过程中也面临着诸多不可忽视的问题。首先，名老中医本人及其传承人员科技成果转化意识不强，受科研考评机制影响，在进行科学研究时多注重学科前沿探究，实际临床应用转化重视不足且转化难度较大，产生的科技成果产品转化率相对较低，另外，知识产权保护的意识缺乏，虽然能产生高质量的科技成果，对其缺乏有效保护，在学习交流的过程中易造成核心知识或技术发生泄露。其次，中医药方剂专利保护制度建设不完善，缺少针对性保护制度。虽然近年来，我国相继颁布了《促进科技成果转化法》《合同法》《专利法》等科技成果转化的相关法规，但对于中医药这个特殊产业，《专利法》等知识产权法并未做出详尽细致的规定，1992年、2008年《中华人民共和国专利法》修订版中只简单地将'药品'纳入专利保护范围，其中并未包括中药药材及饮片；对中药知识产权的概念和科学内涵也没有做出明确的规定，尚没有对中药知识产权可能包含的内容、标准的具体界定进行详细说明，突出表现在以下两方面：①现行的专利法将专利权作为一种排他性权利授予专利人，即只有专利人可以行使专利权。而有效方剂常不是某个医生的个人经验，它是几代中医人或某个医学流派的知识结晶，是一种集体智慧，因此，专利权的主体难以界定。②现行专利保护制度对保护客体的要求是"在技术上成形而完整的知识产品"，而有效方药多来源于真实的临床，是经验积累产生的结晶,现代研究仍难以阐释其作用机制。因此严格地说有效方药较难达到专利保护制度对保护客体的要求。此外,医疗机构资金投入不足,以及人员编制短缺等问题制约科技成果的转化。现在国内大部分三甲医院或研究所没有设立相关部门负责科技成果转化。主要负责人都是临床医生,在管理科技成果同时还要应对繁忙的诊务,缺乏精力推进科技成果的转化。另外由于科技成果是一种涉及多学科知识的智能型商品,目前的相关人员的知识结构难以满足科技成果转化需求。即使北京、上海部分医疗机构成立了科技转化中心,但仍存在着严重的人员编制短缺,资金投入严重不足等问题。医药科技成果转化需要高额资金投入,但是目前对转化所需的一系列专项经费来源并无明确规定。有研究者发现有90%科技成果停滞于中试环节,中试环节是新药研发和生产的中间环节,企业大多愿意接受更加成熟的科技成果以降低自身风险,所以有大量的医疗机构无法获得中试资金,国家相关部门也少有对某项科研的持续支持,使得许多成果停滞在非常不成熟的阶段而难以继续。

**（五）有效方药的评价研究**

有效方药的评价方法主要是通过进一步的临床研究对其临床效果进行确证。也可结合文献计量学方法及系统评价的方法。

近几十年来,面向临床不同适应证的方药临床观察报道较多,这些方药中有些是名老中医经验方,有些为一般医生的自拟方,有些为专家共享、课题协定方或科室协定方,这些临床观察多数参照RCT的原则,有的采用了对照,有的采用了随机,鉴于中药的特殊性,盲法使用较少,但多为有限范围内的临床观察,以回顾性病例为主,临床研究的质量管理不够,虽然文献甚多,但被国际认可的高质量的临床研究并不多,中医药行业专家也渐渐认识到,研究中医方药不能照搬现代医学RCT的方法,过分强调样本的均质性,一方面导致临床纳入病例出现困难,同时,也丧失了中医辨证论治的特点,使得临床研究难以达到预期的目标。此外,临床基础数据质量也影响了成果的可信度与水平,许多临床报道无法溯源原始的病例数据,或溯源时发现存在复杂干预混淆因素,难以确定方药效果的净效应。

文献计量学已成为情报学和文献学的一个重要学科分支。同时也展现出重要的方法论价值,成为情报学的一个特殊研究方法。在情报学内部的逻辑结构中,文献计量学已渐居核心地位,是与科学传播及基础理论关系密切的学术环节。利用文献计量学方法开展方药评价,是一种有效方法,但目前存在的问题是所报道方药存在大量的同义异名、同名异义、加减变化情况及剂量差异,如何区别这些相似文献,是本研究的难点。

利用循证医学系统评价方法,针对某一具体方药的临床研究,全面地收集全世界所有已发表或未发表的相关的临床研究文献,用统一、科学的评价标准筛选出合格的研究,进行质量评价,用统计学方法进行定量的综合,或用描述性方法进行定性的综合,得出可靠的结论,并随着新的临床研究结果的出现及时作出更新。由于目前中医药行业报道的有效方药比较分散,导致关于方药的系统评价报道较少。

# 参 考 文 献

[1] 杨洪军,唐仕欢,申丹. 源于中医传统知识与临床实践的中药新药发现研究策略[J]. 中国实验方剂学杂志,2014,20(14):1-4.

[2] 张华,刘保延,田从豁,等. "人机结合、以人为主"的名老中医经验整理研究方法[J]. 中医研究,2007,20(2):4-7.

[3] 徐丽丽,薛燕星,张润顺,等. 名老中医有效经验方发现研究的探索与实践[J]. 中国实验方剂学杂志,2015,21(7):1-4.

[4] 李振吉. 中医临床研究成果产品化方案研究[M]. 北京:人民卫生出版社,2015.

[5] 张艳宏,刘保延,郭玉峰,等. 框架理论及其在中医学研究领域的应用探讨[J]. 中华中医药杂志,2008,23(8):664-668.

[6] 刘保延. 中医临床疗效评价研究的现状与展望[J]. 中国科学基金,2010,(5):268-274.

[7] 刘保延,周雪忠. 中医临床研究方法的思考与实践——系统生物学湿干研究模式与中医临床研究[J]. 世界科学技术-中医药现代化,2007,9(1):85-89.

[8] 秦昆明,蔡皓,张丽,等. 方剂的化学成分及药效物质[J]. 化学进展,2010,22(12):2436-2449.

[9] 杨亚,肖盛元. 方剂配伍影响复方化学成分的研究进展[J]. 世界科学技术-中医药现代化,2010,13(5):699-707.

[10] 袁久荣,李以凤,袁浩. 四物汤的实验研究[J]. 中国中药杂志,1991,16(3):153-155.

[11] 张宇,王朝晖,李殿奎. 四逆汤药物配伍的研究[J]. 中成药,1996,18(12):9-11.

[12] 肖盛元,刘红霞,林文翰,等. 干姜中的二芳基庚烷类化合物及其在四逆汤煎煮过程中的立体选择性反应[J]. 分析化学,2007,35(9):1295-1300.

[13] 苏子仁,周华,刘中秋,等. 大黄在提取精制工艺中的化学成分变化研究(Ⅰ)大黄素的湿热降解机理探讨[J]. 药物分析杂志,1998,18(2):12-15.

[14] 郑宏,邹海艳,赵晖,等. 方药组分配伍的药效学研究进展[J]. 环球中医药,2015,8(12):1550-1552.

[15] 李佳川,顾健,谭睿. 葛根芩连汤有效组分"止消渴"药效作用研究[J]. 中药材,2012,35(7):1132-1135.

[16] 任凤霞,乔善义,赵毅民,等. 六味地黄汤中3个多糖组分的化学结构研究[J]. 中国药

学杂志, 2010, 45( 24): 1904-1907.

[17] 石铖, 石任兵, 刘斌, 等. 银翘散抗流感病毒有效部位群中黄酮类成分研究 [J]. 中国中药杂志, 2001, 26( 5): 32-35.

[18] 许庆轩, 刘志强, 王勇, 等. 八味地黄方与人参汤共煎液中毒性物质的电喷雾质谱研究 [J]. 中草药, 2005, 36( 1): 36-39.

[19] 蔡伟. 对当前中药知识产权保护的几点思考[J]. 中国药事, 2005, 19( 8): 485-487.

[20] 王晓天, 王承华, 袁红梅, 等. 论中医剂知识产权保护的困境与出路 [J]. 中国实验方剂学杂志, 2013, 19( 15): 353-359.

[21] 赵镇, 李海燕, 王省良, 等. 医科院校科研成果转化存在的问题与对策 [J]. 中华医学科研管理杂志, 2005, 18( 6): 351-352.

[22] 牛玉宏, 金春林, 侯佳乐. 上海医药科技成果转化面临的问题和对策研究[J]. 中国医院, 2014, 18( 3): 20-22.

## 第二节 有效方药的传承研究方法

### 一、有效方药类研究思路

医家的学术成就、理论造诣多体现在其代表方剂中。当代名老中医的经验用方,是在多年临床实践中反复应用行之有效的方药,反映了当前中医临床学术的成就和诊疗水平,是名老中医临证经验和理论创新的结晶,也是学习和推广名老中医学术经验的精华。认真总结和研究当代名老中医的经验用方,对丰富中医学术宝库、推动中医学术发展、加快中医人才培养、提高中医临床服务能力都有十分重要的意义。国家“十一五”科技支撑计划项目“名老中医临床经验、学术思想传承研究”在课题“名老中医药专家经验传承及数字化研究”中,将“名老中医经验方的整理研究”列为课题研究的重要任务,其研究成果《当代名老中医经验方汇粹》已正式出版。但该成果仅是名老中医临床经验方的初步总结,许多经验方尚缺乏深入系统的循证研究。在“十二五”国家科技计划中,专门设置了课题“名老中医特色有效方药传承研究”课题,以整理、挖掘、传承名老中医有效方药为主要内容,探索名老中医有效经验方的传承研究模式和方法,形成四位名老中医 4 个可推广应用的有效方药。作为示范研究。结合既往研究成果,有效经验方研究分以下几个步骤:

#### (一)有效方药初步发现研究

既往名老中医有效方药,多数是名老中医本人拟定的,由相关研究人员或传承人开展相关研究,或进行临床总结,形成论文著作。或传承人通过多年跟师学习,在学习中总结领悟到老师的经验方,在老师的指导下加以总结,此为既往名老中医有效经验方总结的主要模式,其特点是在名老中医本人及传承人亲自参与下,总结出的经验符合老中医本人的学术思想,得到老中医本人的充分认可,不足之处在于针对该经验方的应用基础可能不足,有的只有数例典型案例,缺乏较大范围的临床应用或验证性研究支撑,循证依据不足。因此,有效经验方的发现,既要在老中医本人及传承人的参与下,又要基于大量临床案例进行总结,需要突破目前的临床诊疗及传统传承研究模式,建立新的模式和方法。

现代医学的药物,多数为单体成分,作用机理明确,但对于人体这样的复杂系统,往往难以起到综合调整的作用;中医从整体认识人体病因病机,通过辨证论治拟定的方剂从多层次、多靶点调节人体的整体功能,这是中医临床的独到优势所在。由于中医临床实际具有相当的复杂性以及患者个体特征具有多样性,固定模式的方剂也很难获得最优疗效。鉴于患者个体差异原因,每个患者均有其内在的本质、病机及证候,但毕竟会有一部分人具有相似的临床特征,这类患者可以应用相对固定的处方模式加以治疗,因此,提取并优化具有一定人群覆盖面和相对稳定处方构成的有效临床方药是一个重点及难点。名老中医是应用中医药理论,结合本人经验解决临床实际问题的典范,他们在临床辨证论治中,既重视共性,又重视个性,因此,对名老中医经验方的总结,既要能够总结出针对某一类特定患者的核心处方,又要总结出针对患者个体化特征的随证加减应用规律。

中医辨证论治是"症 - 治 - 效"统一的整体,方从法出,名老中医经验方蕴含着专家对中医理论的独到见解,因此,在名老中医经验方发现和总结中,不能将有效方等同于一个新药,重药轻理,应该深入挖掘与该有效方相关的理论内涵并加以传承发展。名老中医对中医理论及疾病的认识及创新发展,需要通过访谈等定性研究方法进行总结。

由上可知,对名老中医有效经验方的传承研究,从研究方法上,需要定性研究与定量研究相结合,名中医本人与传承人相结合,个人经验与群体临床观察研究相结合,从总结有效病例的核心处方及加减、适应证及禁忌证入手,初步确定有效方的要素,分析相关的混淆因素等,形成有效方药的雏形。

### (二)有效方药的优化研究

在初步确定名老中医临床有效方的基础上,针对特定的病种和适应证进行前瞻性的病例系列观察研究,通过名老中医本人及传承团队的临床应用,结合临床疗效,优化有效方的配伍及剂量,确定并优化前期确定的适应证及禁忌证,使临床应用更有针对性,取得更好的效果。以逐步优化与效果紧密相关的处方构成要素和适应人群信息,形成能够在临床适用的应用指南。

由于临床实际诊疗环境的复杂性,具有一定人群覆盖度的临床有效方药的形成是一个漫长的过程,虽然名老中医基于长期的临床实践和诊疗经验积累,能够总结提炼一些有效方药的雏形,但如何形成在实际临床环境中可供重复和推广的有疗效方药是一个难题。为此,需将专家临证思辨认识与临床实际数据证据相结合,临床观察与逐步优化相结合,通过结局信息采集和疗效评价,采用适宜的挖掘分析方法,形成临床有效方药的构成、适应证、影响因素和随症加减等内涵逐步明晰的方法和研究途径,从而形成名老中医有效临床方药传承和临床应用研究的可行方法。

在优化有效方药基本构成要素的同时,要注重对与该方相关的理论内涵的总结及提升。在名老中医有效方优化阶段,要充分重视该方的临床医案,既要有基于名老中医对该方的临床应用的总结,又要有其传承人的应用示范,同时,也要参考非传承人在应用该方的临床资料,医案要全面采集与该方适应证、疗效及不良反应相关的各类信息,访视的时间要足够长,能够针对相关疾病,反映该方的疗效特点,用数据来说话,优化有效方药构成要求。

在分析挖掘过程中,要利用相对成熟、科学、可行的有效方药提取及分析方法,构建有效方药发现平台,并形成相关标准操作规程。

（三）名老中医有效方成果产品化研究

名老中医有效经验方,只有得到充分的、有效的成果转化,形成产品,才能扩大受众面,通过系统研究,既可形成专利、院内协定处方、院内制剂、新药等有形成果,也可通过有效方应用指南的推广应用,为更多患者服务,惠及民众。

在成果转化过程,要注重成果的提炼方法,成果类别要与处方定位一致,同时,要注重按照相关成果申请的要求准备相关资料。

在面向有效方药成果转化进行研究设计时,要根据有效方经验方所处的研究阶段,充分咨询名老中医、领域专家意见,选择适宜的方法,形成有效临床方药发现与优化的临床研究方法,应用适宜的数据挖掘分析方法,提炼形成将数据挖掘研究与专家思维相结合的名老中医有效方药传承研究的可行模式。

有效方药类成果转化过程主要包括选题与立项、明确成果分类和所处阶段、依据阶段技术要求实施研究、撰写研究报告、成果登记或注册。

选题与立项应基于文献的调研与充分的前期临床实践或研究基础。明确预期的成果产品的创新性、可行性、剂型的合理性和临床使用的必要性等,充分考虑和合理评估同类产品在临床实践中的应用现状,包括和已有的同类产品的比较。避免功用和临床特征雷同、不具备充分临床优势的项目立项。

方药类成果转化研究大体可以分为四个阶段,即有效方药发现阶段(雏形期)、优化阶段(优化成形期)、初步评价阶段(预试验期)、确证阶段(确证与比较优势期)。各期研究均需要遵循相应的基本要求。

## 二、有效方药发现研究方法

名老中医有效方药研究重点是基于对某种特定患者人群病因病机的认识,在具体的中医治则治法指导下形成的固定方药及方药应用指南。因有效方药类成果来源于临床,应用于临床。因此,研究方法应紧密围绕临床。

有效方药研究包括研究基础、理论阐释、研究方案设计、研究过程管理、成果评价等环节。通过科学设计、规范实施、严格管理,提高有效方药成果的创新性、科学性和实用性,提高研究效率,提升科研水平。

有效方药研究的立题要充分,无论属于哪一类来源,均要应用中医药理论对方药组方进行解释,分析处方中各药味的君臣佐使配伍关系,结合现代药学研究结果,同时要基于前期临床观察所见,拟定功能主治,说明该方的特色与优势。

有效方药要符合创新要求,一方面包括药物组成,即物质成分的创新,应具有独立知识产权;另一方面体现在用途的创新,研发的药物在安全性、有效性方面表现出优于常规方药、已上市药品或保健食品的优势和特点,能满足未被满足的临床需求,具有其特有的临床应用价值。

有效方药研究过程中,从有效方药的雏形到优化成形再到预试验研究,均为后续更大规模或更高级别证据的临床研究提供重要证据,用以进一步判断新方药的有效性及安全性。为更好地降低有效方药研发风险,在研发早期,研究者需根据药物的特点、立题依据及前期临床观察的结果,确定药物的临床定位、预期的临床价值和使用方法等,在此基础上制定适宜的临床研究计划。

有效方药研究包括多个不同目的、不同阶段的研究。需预先明确适当的分界点,并具有灵活性,以便根据前期研究结果以及对新方药认识的提高而对其进行修订。同时强调不同研究阶段的有序推进,不断地进行风险/受益评估。

在制定临床研究计划和具体实施时,需充分认识各研究阶段所面临的研究及应用风险,包括新方药自身成药性的风险、临床定位是否准确、临床试验设计是否科学可行、临床试验质量控制是否良好等,加强早期探索性研究,以使研究结果更加科学可信。

有效方药研究项目应基于文献调研与充分的前期实践或研究基础。预期的适应证应针对明确的临床需求,有合理、清晰的临床功用定位,充分考虑和合理评估同类产品在临床实践中的应用现状,避免功用和临床特征雷同、不具备充分临床优势的项目立项。

有效方药研究中，需要基于名老中医、传承人等临床专家多年的临床应用经验，采用定性研究的方法，进行初步总结；同时，应充分结合临床应用案例，进行深入的分析，采用定量研究的方法，对处方的适应证、临证加减、可能的不良反应等要素进行确证与优化，在研究过程中，注意将定性研究与定量研究相结合。

有效方药研究应分为四个阶段，即有效方药的发现研究、优化研究、初步评价研究和确证研究。研究方法有定性研究、定量研究及定性与定量相结合的研究。

**（一）定性研究方法**

名老中医有效经验方传承研究中，定性访谈法因兼顾名老中医应用该方的主观性和个性化，是探索挖掘"无形"名老中医临床经验和学术思想的适宜研究方法之一。在名老中医有效经验方传承研究早期，定性访谈法既可作为主要研究方法，又可与定量研究方法相结合，起到补充、解释的作用。

定性访谈研究需要严格地设计、实施，并透明地进行报告，以提高研究结果的真实性和可靠性。在访谈研究设计阶段，首先应结合研究目的确定访谈在整个研究中的地位及角色，其次做好访谈前的准备工作，包括组建研究团队，确定访谈对象、时间和地点，选择适宜的访谈法，拟定访谈知情同意书和访谈提纲，确定资料分析方法等。访谈提纲应紧扣经验方的构成要素，包括名老中医创制或应用该方的来源、形成、发展及成形的各个过程，既要从理论上进行系统的阐释，说明该方的理论依据及理论创新之处，同时，说明该方的君臣佐使构成，说明药物组成的配伍关系。构成处方的每一种药物均要说明药物的来源、产地、炮制、方剂或药物特殊的用法（包括煎法、服法或特殊的提纯方法等）。由于中医理法方药统一，在经验方研究专家访谈中，一定要结合该方的临床应用原则，通过访谈确定该方适应的病、证及临床表现，临床表现要明确针对的主要症状及次要症状，或针对的主要检查、检验异常指标，理清随病、随证、随症加减方法。由于访谈内容，特别是名老中医本人的意见，跨越了名老中医数十年临床、科研经历及对临床问题的感悟及经验，其内容的广泛性、深度可能远远超过某一阶段跟师或基于部分临床病案所包含的信息。

访谈工作人员构成要包括名老中医本人、传承人、成果转化专家及科研方法设计专家等。在访谈实施阶段，要注意倾听、非言语行为、适时追问、恰当回应、容忍沉默等访谈技巧的综合运用。

此外，还应对研究进行质量评估。在资料转录与分析时应尽量保持资料的"原汁原味"，撰写报告时注意参考国际国内或行业标准等，充分发挥定性访谈法在探索、挖掘名老中医经验和思想方面的独特的优势,恰当设计与实施后,他可能捕捉到其他定量研究方法无法探及的复杂微妙信息,值得在未来名老中医经验方传承研究中应用推广。

**(二)定量研究方法**

定量研究包括文献计量研究方法及基于医案数据的有效方药发现方法等。

1. **文献计量法**　文献计量学已成为情报学和文献学的一个重要学科分支。该法应用数学和统计学的方法,定量地分析一切知识载体的交叉科学。它是集数学、统计学、文献学为一体,注重量化的综合性知识体系。其计量对象主要是:文献量(各种出版物,尤以期刊论文和引文居多)、作者数(个人集体或团体)、词汇数(各种文献标识,其中以叙词居多)。文献计量学最本质的特征在于其输出务必是"量"。文献计量学的发展有赖于数学工具和统计学技术的支持,移植或利用更有效的数学工具和统计学方法,将是其重要的发展方向。

利用文献计量学方法开展方药评价,是一种有效方法。当某一方药临床报道较多,文献内容质量较高,可通过文献计量学方法,系统总结该方的应用概况,通过文献数据,总结出该方的构成要素。名老中医有效经验方文献计量学研究中,要在名老中医本人参与下,制定文献的纳入标准,如基于药物组成的方药纳入及排除标准,对加减法要有明确的限制,至少保证君药、臣药不能缺失,佐使药的加减变化相对有限,药物剂量也与原方基本一致,整个处方的配伍变化突出原方的学术思想及主要病机。同时,采集症状类信息、治法、中医诊断、西医诊断、不良反应及疗效等信息,以全面分析该方临床应用情况及疗效特点。

目前存在的问题是所报道方药存在大量的同义异方、同方异义、加减变化情况及剂量差异较大,特别是对药物剂量的调整,如何区别这些相似文献,是本研究的难点。加之由于存在影响文献情报流的人为因素,很多文献问题尚难以定量化。特别是由于文献系统高度的复杂性和不稳定性,目前较难获得足够的、有效的信息,来准确揭示该方的宏观规律。

2. **基于临床病例数据的有效方药发现方法**　中医学具有其独特的理论体系和诊疗方法,以临床诊疗实践为基础。中医诊疗以个体临床表型(主要包括症状和体征/望闻切诊信息,同时也包括理化指标)的观察和鉴别为基础,确定适宜的治疗方案,是典型的"个体化诊疗"方法。医学实体(如症状、诊断、药物和疗效等)之间复杂关系的发现和确认是实现和提升个体诊疗能力的关键。中药处方是中医临床用药的主要形式,是医疗活动中复杂干预的重要手段。从中医临床诊疗最基本的两个实体——症状和药物之间的关系出发，基于大规模真实世界的临床诊疗数据，利用疗效评价信息，探索临床有效处方的发现方法具有重要价值。通过综合分析临床数据中药物、症状、处方、疗效及不良反应等之间的关系，分别从药物-症状相关性以及有效处方两个方面为主进行分析，是发现中医临床有效配伍及处方的重要研究内容。

随着大规模临床数据的积累，利用数据挖掘方法，基于临床数据发现特定病症的有效核心处方成为中药新药研发的有效途径和热点方向，在此基础上，基于临床数据发现有效方药，确定方药临床应用指南已成为可能。

（1）方法概述：药物处方是中医临床诊疗中基本的治疗手段，它从个体化医疗的角度通过不同功效药物组合成处方以求得最佳疗效。所以，目前基于特定病症，发现有意义的药物配伍和有效处方对于临床疗效的提高和新方药发现起到了至关重要的作用。目前的药物处方研究大多从经典古医书，经验方中进一步挖掘其规律，这些数据来自于被验证的有效数据或者来自临床有效的案例。而临床实际中每天都在产生大量的临床诊疗数据，基于此，需要从临床诊疗数据出发，希望通过分析挖掘临床诊疗数据，能够从不同角度发现和确认中医诊疗规律，有效方药发现是其重要内容之一。在有效方药发现研究中，首先经过多种相关方法如多因子降维方法，基于复杂网络的比较方法等的探索和前期研究，初步形成有效处方发现的思路和几种方法。通过对有效处方与无效处方的构成进一步分析发现，就某一名老中医而言，方药的组成并不是区分其效果的主要鉴别因素，而是方证关系，即适应证是临床处方有效性的基础。在临床诊疗数据中，进行有效处方的发现需要重点解决混淆因素的鉴别和精确适应证的确认问题。因此，基于前期以失眠病为示范的临床数据的有效处方分析，作者提出了一种整合倾向性病例匹配、复杂网络分析、药物富集分析的多阶段方法（图4-2），用来挖掘失眠病的有效处方。首先，利用倾向性病例匹配对临床有效和无效的样本进行平衡匹配，得到样本数量相同的有效样本和无效样本的亚群，以此来消除混淆因素（如性别，年龄，现病史、既往史等）的影响。然后将多层核心子网抽取和药物富集分析结合起来，找到有效样本的核心药物配伍处方，然后对核心有效处方进行其治疗有效率的评价对比，得到整体效果较好的有效处方。最后，使用基于功效的互信息找到强相关且有效的药-症关系，作为有效处方药物加减的参考。该方法将源自临床的强偏性数据作为有效处方分析的数据来源，逐步消除处方适应证中的混淆因素，并结合药-症关系，为具有一定共性适应证，同时具有某些个体化特征的患者提供处方药物调整的灵活策略，从而支持临床有效处方或有效治疗方案的发现。以下对该方法各主要环节进行详细介绍。

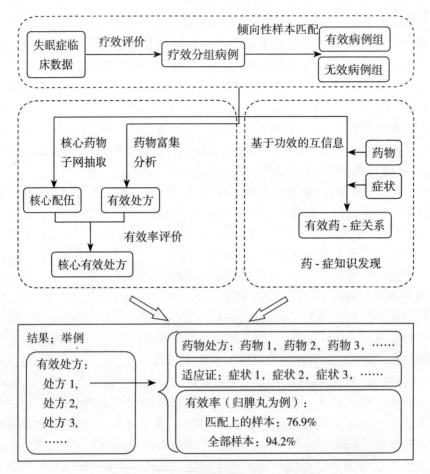

**图4-2　有效方药发现研究方法框架图**

（2）数据准备：有效方药发现的数据基础主要是临床诊疗数据。在临床上，每个病人可能包含多个诊次的信息，根据具体的病症，对病人样本进行疗效判定。每个诊次应包含病人的人口统计学信息，如年龄、性别、合并病、家族史和既往史的相关信息，病人的症状、证候、中西医疾病诊断、处方用药等信息。病人的人口统计学信息有助于研究者了解病人的基本信息和进行样本的倾向性病例匹配，再结合症状，处方用药和疗效信息来进行有效方药的发现和药-症关系知识发现。

面向有效方药的挖掘，临床数据至少应具有完整的临床表现、处方药物及临床评价信息。除了完整的记录以外，各类信息要进行结构化存储，结构化信息与文本信息对应，形成可用的分析数据集。

根据研究目标，临床数据的结构化采集与存储要进行科学的设计及严格的质量管理,临床信息的采集,要逐步由定性资料,向定量资料发展,如临床所见,要分清主症、兼症,还要明确症状的权重,症状的定量评价要贯穿于诊疗前后各个过程,通过治疗前后症状的变化,可以评价该药的临床疗效特征或靶点。对于疾病及证候的描述要尽可能全面、规范、准确,对疗效评价的指标要客观,并且符合该方的作用特点。对方药的组成,要求使用规范的饮片名称,有明确的炮制方法、制剂方法,对某些具有特殊用法的中药,如先煎、后下、烊化、冲服、包煎等,也要详细说明。同时,要求中药要有明确的单次剂量、服药频率、给药时间要求等,这些信息,均需要作为疗效的影响因素进行分析。另外,尽可能完整地记录用药期间新出现的症状、体征或检验检查指标及其变化情况,特别是该方中药物直接相关的不良反应表现,记录以上信息发生的时间、程度及特征,以便分析其与该方药的关系,总结该方可能的不良反应及发生率。对于出现的不良反应,要根据不良反应的程度,积极进行应对,观察并记录不良反应自行缓解的时间及应对策略。

（3）挖掘方法:本方法主要是基于临床诊疗数据,首先针对病例进行倾向性病例匹配,然后基于匹配后的样本作为研究的亚群,再利用核心子网抽取和药物富集分析结合的方法进行有有效方药的发现,然后对这些核心方做有效率的评价对比,得到有效率高的核心方,最后使用基于功效的互信息挖掘强相关的药-症关系知识,作为有效方药随症加减的补充。

1）倾向性匹配:倾向性评分的概念由 Rosenbaum 和 Rubin 在 1983 年提出,其基本原理是将多个协变量的影响用一个倾向性评分值来表示,然后根据倾向性评分值进行不同对比组间的分层匹配,均衡对比组间协变量的分布,最后在协变量分布均衡的层内或者匹配组中估计处理效果。倾向性病例匹配是在数据分析实验阶段控制混杂偏倚的有效方法,此方法能够有效的均衡实验中两组对照样本的可观察协变量的分布,达到控制混杂偏倚的目的。

临床研究中的病人样本的人口统计信息参差不齐,并且有效样本组和无效样本组在样本数量、人口统计信息上都分布不均匀。为了使有效样本组和无效样本组的样本具有可比性,需要平衡两组样本的外来混杂因素（又称为协变量）,消除混杂偏倚的影响,对样本进行倾向性病例匹配。通常情况下,病人样本的性别,年龄,家族史,既往史、合并病及症状等都属于混杂因素的考察范畴。然后观察整体样本群体在这些因素上的分布情况,筛选病人群体的混淆因素。在倾向性匹配时,可根据匹配成功的样本数量适当调整混淆因素的个数以及倾向性评分值的相差范围（一般是默认值,0.05）。最终,得到经过平衡匹配消除混淆因素且数量相同的有效样本组和无效样本组（对照样本）。

2）药物核心子网抽取:复杂网络（complex network）简而言之即呈现高度复杂性的网络。网络由节点和边构成,是一种普适性的表示复杂系统中各元素之间相互作用关系的形式化方法。复杂网络与非复杂网络本身并没有统一的定义和界限，但一般以区别于随机网络（图）特性的网络如无尺度网络，小世界网络和模块结构网络等为复杂网络的典型类型。复杂网络是由数量巨大的节点和节点之间错综复杂的关系共同构成的网络结构。如果用数学的语言进行描述，可以是一个有着足够复杂的拓扑结构特征的图。复杂网络具有简单网络如随机图等所不具备的特性，而这些特性往往出现在真实世界的网络结构中。

中药处方一般是由数种中药组成，处方中的药物有着相辅相成、相克相济、相互协同的关系，再结合药物配伍关系，使中药网络关系成为了一个复杂的相互作用网络。从中药网络中挖掘中药的核心子网是中药处方发现极为重要的方面。使用核心典型药物代表整个药物网络，是药物核心子网的典型特点。药物核心子网抽取是基于药物网络中边的幂律权重分布和节点的度分布统计特征进行筛选的，能够有效的抽取临床处方的核心药物配伍，并且这个方法已经在名老中医处方配伍经验的分析中得到了广泛的应用。此方法定义 m 个处方共含有 n 个药物。然后构建 n 个节点的药物网络，在这个网络中，如果药物 i 和药物 j 同时出现在一个处方中，则建立一条连接药物 i 和药物 j 的边。边的权重 $W_{ij}$ 即是药物 i 和药物 j 在 m 个处方中同现的频度，特殊的，$W_{ii}$ 表示药物 i 在所有处方中出现的频度。最后，得到此处方集出现频度高的药物配伍。

3）药物富集分析：基于基因富集分析方法，作者提出了药物富集分析法。药物富集分析能够定量地分析不同处方的药物的疗效表现的差异性。药物富集分析更专注于药物集的整体效果，而不受单个因素的影响，具有其独特的研究效果。其思路是观察已知的药物集（即处方）在序列化的药物序列上的分布是集中于序列顶部还是均匀分布。这个分析方法分为四步：

第一步：假定 N 个药物处方（N 个药物集）含有 M 个药物。将这 M 个药物按照相关性排序，得到序列 $L=\{h_1,\cdots,h_M\}$，这里，相关性 $r(h_j)=r_j$ 是根据 T 检验计算得到。假设测试药物集为 H，其包含 N 个药物。

第二步：计算药物集 H 的富集分数 $ES(H)$。$ES(H)$ 从数值上反应出药物 H 在整个 L 序列头部富集的比例。计算过程，从序列 L 的头部开始遍历 L 的每个药物，如果此药物属于药物集 H，则让 $ES(H)$ 增加 $P_{hit}$，如果不在，则让 $ES(H)$ 减少 $P_{miss}$。

$$P_{hit}(S,i)=\sum_{\substack{g_i\in S\\ j\le i}}\frac{|r_i|^p}{N_R},\ N_R=\sum_{g_i\in S}|r_j|^p$$

$$P_{miss}(S,i)=\sum_{\substack{g_i\notin S\\ j\le i}}\frac{1}{(N-N_H)}$$

这里，$P$ 值用来校正 $ES(H)$，避免当 H 中的多数药物集中在 L 的中部时，$ES(H)$ 变得很大而出现错误的情况。

第三步：估计 ES 的显著性。当得到药物集 H 的 ES 值后，采用置换检验的方法评价其显著程度，即 $P$ 值。具体做法是，随机分配原始药物疗效标签下的样本，将药物进行全排列并计算其富集分数，得到新的 ES 分布，此分布为假分布，将此过程进行 1000 次，得到样本观测 ES 的 $P$ 值，若 $P < 0.05$，则说明此药物集 H 中的药物主要集中于 L 的顶部，并且具有一定的医学意义。

第四步：多重假设检验校正。在完成多个药物集 H 的富集分析之后，需要用多重假设检验，并进一步评估每个药物集的显著性。首先对每个药物集的 ES 在整体情况下进行标准化，得到一个相应的标准富集分数，并针对所有标准富集分数进行错误发现率计算，控制假阳性的可能性。

4）药症关系发现：在中医临床诊疗中，症状在病人诊断过程中扮演重要的角色。所以发现具有强关联的药证关系对临床研究具有很大的意义。基于信息论的评价标准，条件互信息能够很好地反映两个变量在某一个条件下的相关性。本研究目的是发现有效的强关联的药症关系，作为有效处方的补充。这里，加入疗效信息，并结合互信息的计算，形成基于疗效的药症互信息 $EMI(H; S)$。H 代表药物，S 代表症状，定义如下，

$$MI(H; S) = \sum_{h \in H} \sum_{s \in S} P_{H,S}(h, s) \log \frac{P_{H,S}(h, s)}{P_H(h) P_S(s)}$$

$$EMI(H; S) = \frac{MI(H; S)|_{E=1} - MI(H; S)|_{E=0}}{MI(H; S)|_{E=1} + MI(H; S)|_{E=0}} MI(H; S)|_{E=1}$$

这里，E=1 和 E=0 分别代表有效和无效。根据信息论的理论，药症互信息值 EMI 越大表示他们的相关性越强。

（4）示范研究：作者以临床观察性研究的 955 个失眠症病人的诊疗数据为例，进行有效处方的发现以及药症关系挖掘，并进行相应的结果分析。结果共包含数据汇总说明，倾向性病例匹配，有效处方发现，和药症关系发现四部分。

1）临床资料：收集了 955 个病人的临床诊疗数据。每个病例包含一个或者多个诊次（最少 1 次，最多 4 次），总诊次数为 2049。每个诊次都含有完整的诊断和治疗信息，其中包含人口统计学特征，症状和证候，药物使用等信息。经过疗效评价后，共得到 842 个有效病例和 113 个无效病例（表 4-2）。

表 4-2 数据汇总

| 项目 | 总样本 | 有疗效样本 | 无疗效样本 | 总诊次 | 中药频次 | 症状频次 | 证候频次 |
|---|---|---|---|---|---|---|---|
| 数量 | 955 | 842 | 113 | 2049 | 536 | 1128 | 250 |

2）倾向病例匹配：临床数据中，病人的人口统计学特征、症状、有效与无效病例数量差异，可能导致有效病例和无效病例的极度不均匀。因此，为了消除这些混淆因素的影响，需要平衡这两组样本的混淆因素。混淆因素包含性别、年龄、症状等，经统计分析，这 955 个病例涉及 1128 个症状。而在病例匹配过程中，混淆因素越多，匹配上的样本越少。所以，需要在保证匹配尽可能多的对照样本的同时还必须尽量少的丢失混淆因素。年龄，性别都作为混淆因素，而症状较多，因此，筛选一些症状作为混淆因子。根据症状的频度作为筛选条件，然后得到了不同数量的症状下，匹配的对照样本的结果如表 4-3，从表中可以看到，为得到足够数量的对照样本，选择频度大于 170 的 10 个症状作为混淆因子。最大的前 10 个症状中的入睡困难，多梦，易醒，精神差为失眠病的典型症状。最后匹配到 107 个有效病例和 107 个无效病例。所有原始病例和匹配成功的病例的倾向性分数如图 4-3。

表 4-3  倾向性病例匹配比较

| 症状频度 | 症状数量 | 匹配样本数 |
| --- | --- | --- |
| ≥ 5 | 216 | 42 |
| ≥ 10 | 138 | 77 |
| ≥ 40 | 53 | 87 |
| ≥ 100 | 24 | 102 |
| ≥ 170 | 10 | 107 |

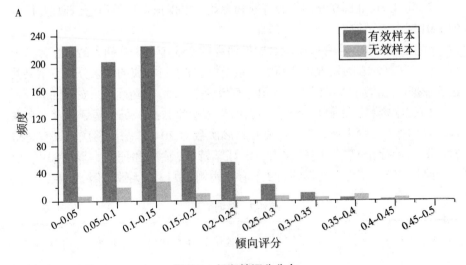

图 4-3  倾向性评分分布

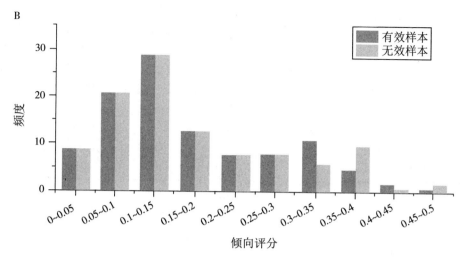

图 4-3 倾向性评分分布（续）

A．所有有效样本和无效样本的倾向性评分分布。78% 的样本倾向性
分值小于 0.15；B．匹配成功的样本的倾向性分值分布。从图中可看出，
其分布较均匀，说明匹配的效果较好

在匹配得到的 214 个病例中，共包含 201 个有效处方和 269 个无效处方。有效处方里面含有 269 味中药，无效处方中含有 273 味中药，它们的频度如图 4-3（A）。由图可知，在有效和无效处方中分别有 70% 和 66% 的中药的频度低于 10，然后，利用卡方检验，计算了有效和无效处方中出现频度最高的前 10 个中药的 $P$ 值（表 4-4）。表 4-5 展示了在所有有效和无效处方中，显著性的药物是当归（$P=0.0012$），茯神（$P=0.033$），甘草（$P=0.041$），夜交藤（$P=0.0006$），柴胡（$P=0.0001$）。另外，茯神和夜交藤在有效处方中的频度比例更大。而其他几味药在无效处方中的频度相对更大。从临床的角度来看，茯神和夜交藤确实是治疗失眠的必用药物。酸枣仁为安神药，其在治疗气阴两虚型失眠时有较好的效果。远志和石菖蒲是治疗心肾不交型失眠的常用药对。而甘草的主要功效是调节药性，它并不是治疗失眠的必须药物。在图 4-4（B）中展示了这 214 个病例涉及的 439 个症状的频度分布。

表 4-4 频度最大的前 10 个症状

| 症状 | 频度 | 比例 |
|---|---|---|
| 入睡困难 | 399 | 41.78% |
| 多梦 | 346 | 36.23% |
| 脉细 | 258 | 27.02% |
| 头晕 | 253 | 26.49% |

续表

| 症状 | 频度 | 比例 |
| --- | --- | --- |
| 心烦 | 234 | 24.50% |
| 易醒 | 229 | 23.98% |
| 纳差 | 222 | 23.20% |
| 乏力 | 209 | 21.88% |
| 心悸 | 183 | 19.16% |
| 精神差 | 170 | 17.80% |

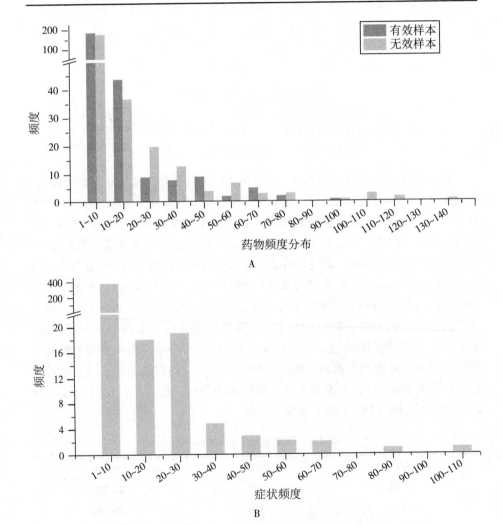

图4-4　匹配得到的214个病例的中药和症状频度分布

A. 有效病例和无效病例中的中药频度分布；B. 214个病例的症状频度分布

表 4-5　有效处方和无效处方使用频度最高的药物比较

| 中药 | 有效处方 | | 无效处方 | | P 值 |
| --- | --- | --- | --- | --- | --- |
| | 排名 | 频度 | 排名 | 频度 | |
| 酸枣仁 | 1 | 96(47%) | 3 | 118(43%) | 0.4015 |
| 白芍 | 2 | 75(37%) | 2 | 120(44%) | 0.1122 |
| 当归 | 3 | 73(36%) | 1 | 138(51%) | 0.0012 |
| 远志 | 4 | 69(34%) | 8 | 78(29%) | 0.2174 |
| 茯神 | 5 | 64(32%) | 13 | 62(23%) | 0.0333 |
| 甘草 | 6 | 63(31%) | 4 | 109(40%) | 0.0410 |
| 川芎 | 7 | 63(31%) | 7 | 100(37%) | 0.1888 |
| 茯苓 | 8 | 62(30%) | 6 | 101(38%) | 0.1310 |
| 石菖蒲 | 9 | 54(26%) | 17 | 56(21%) | 0.1255 |
| 夜交藤 | 10 | 51(25%) | 32 | 35(13%) | 0.0006 |
| 柴胡 | 16 | 43(21%) | 5 | 102(38%) | 0.0001 |
| 黄连 | 15 | 45(22%) | 9 | 76(28%) | 0.1502 |
| 龙骨 | 18 | 41(20%) | 10 | 71(26%) | 0.1312 |

　　3)有效处方发现:基于核心子网抽取法,从 201 个有效处方中抽取核心药物配伍($CF_0$,图 4-5A),此核心配伍共包含 19 对药物配伍。然后计算了 201 个有效处方和 $CF_0$ 的药物相似度,筛选出来相同药物个数等于或者大于 4 的 63 个药物处方。为了观察这 63 个处方和 $CF_0$ 的药物的功效富集程度,对这些处方进行药物富集分析。结果如表 4-6,其中 32 个处方的 P 值小于 0.05,这表明这 32 个处方的药物功效富集效果较明显。并且处方 $P_{630}$ 的富集效果最好,其药物组成是生黄芪、大枣、党参、炙甘草、酸枣仁、木香、白术、茯神、龙眼肉、远志、生姜、当归,此处方恰好是归脾丸,然后考察了富集效果最好的前 10 个处方,发现处方 $P_{229795}$、处方 $P_{229796}$、处方 $P_{229797}$、处方 $P_{230311}$ 和处方 $P_{230563}$ 都是处方归脾丸,而处方 $P_{230554}$ 和处方 $P_{230555}$ 都是归脾丸的药物加减。由此可以认为归脾丸在治疗此失眠人群上效果较好。

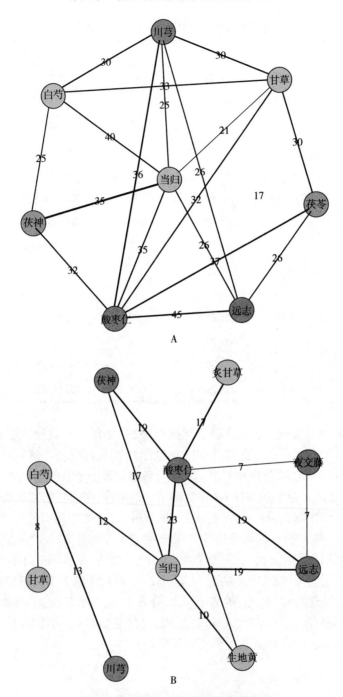

图 4-5　有效核心处方配伍复杂网络图

A. 核心药物配伍 $CF_0$ 有效处方中抽取核心药物

配；B. 核心药物配伍 $CF_1$ 二次核心处方

表 4-6　富集结果最好的前 10 个处方

| 排名 | 处方编号 | 药物个数 | $P$ 值 |
|:---:|:---:|:---:|:---:|
| 1 | 630 | 12 | $\ll 0.0001$ |
| 2 | 12525 | 11 | 0.0011 |
| 3 | 230554 | 17 | 0.0020 |
| 4 | 230555 | 14 | 0.0021 |
| 5 | 736 | 15 | 0.0081 |
| 6 | 229795 | 12 | 0.0083 |
| 7 | 229796 | 12 | 0.0083 |
| 8 | 229797 | 12 | 0.0083 |
| 9 | 230311 | 12 | 0.0083 |
| 10 | 230563 | 12 | 0.0083 |
| 29 | $CF_0$ | 8 | 0.0398 |

表 4-7　三个处方 $CF_0$, $CF_1$, $P_{630}$ 的有效率比较

| 处方编号 | 匹配样本 | | 全部样本 | |
|:---:|:---:|:---:|:---:|:---:|
| | 有效方数 / 近似处方数 | 有效率 | 有效方数 / 近似处方数 | 有效率 |
| $CF_0$ | 17/63 | 27.0% | 102/156 | 65.4% |
| $CF_1$ | 16/28 | 57.1% | 85/99 | 85.9% |
| $P_{630}$ | 10/13 | 76.9% | 49/52 | 94.2% |
| All | 201/470 | 42.8% | 1739/2049 | 84.9% |

由药物富集结果来看，核心方 $CF_0$ 的 $P$ 值为 0.0398，排在第 29 名上，这说明此核心方的富集效果并不好。所以，对 33 个疗效富集效果显著的处方（包含核心方 $CF_0$）进行再一次的核心子网络抽取，得到二次核心处方（$CF_0$），其包含 13 个药物配伍。从两次核心网络抽取结果来看，酸枣仁在匹配频度高的药对中出现最频繁，而在中医临床上，酸枣仁也是治疗失眠常用的中药。在《古今名医方论》中也提到"凡果核之有仁，犹心之有神也"。而且酸枣仁和茯苓为治疗失眠经典方剂《天王补心丹》中的常用药对，酸枣仁养心安神，当归补血润燥，合用可增加养心安神之功效。

通过对比核心处方 $CF_0$, $CF_1$ 和处方 $P_{630}$ 的有效率。首先，计算这三个处

方和所有处方的相似度,然后选择和处方的药物个数大于或者等于60%的处方作为其近似处方,然后统计这些处方的有效率,最终结果如表4-7。从表4-7可看出,处方$P_{630}$的有效率最高,这也从另一方面说明了此方在治疗此失眠人群的良好效果。

**3. 药症关系发现**　使用基于疗效的条件互信息来发现有强关联的药症关系。在214个病例中共有342个中药和439个症状。然后,计算了基于疗效的条件互信息,最后共得到了84,420个药症关系值,其分布如图4-6。互信息值大于0.01的4 684(5.5%)条的药症关系,被认为是具有强关联的药证关系,表4-8列出了互信息值排在前10的中药-症状关系。在中医的临床诊疗过程中,白术确实可治脾胃虚弱和乏力等症,党参对腹胀有缓解作用。另外,在北沙参治疗舌有齿痕,僵蚕缓解紧张,赤芍治疗月经量少方面确实有一定作用。

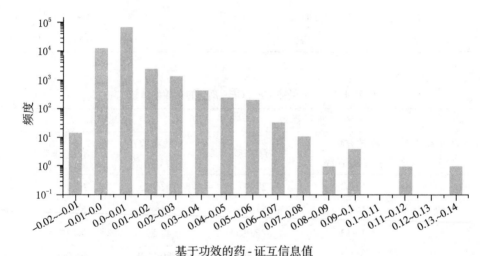

基于功效的药-证互信息值

**图4-6　药证互信息值分布**

**表4-8　互信值最大的前10个药证关系**

| 排名 | 中药 | 症状 | EMI |
|------|------|------|------|
| 1 | 白术 | 乏力 | 0.1358 |
| 2 | 党参 | 腹胀 | 0.1189 |
| 3 | 北沙参 | 舌有齿痕 | 0.0980 |
| 4 | 苦参 | 紧张 | 0.0964 |
| 5 | 防风 | 舌胖大 | 0.0922 |

续表

| 排名 | 中药 | 症状 | EMI |
|---|---|---|---|
| 6 | 清半夏 | 醒后难以再睡 | 0.0902 |
| 7 | 僵蚕 | 紧张 | 0.0832 |
| 8 | 龙眼肉 | 目涩 | 0.0796 |
| 9 | 赤芍 | 月经量少 | 0.0782 |
| 10 | 清半夏 | 醒后疲劳 | 0.0764 |

从强相关的药证关系中抽取了处方 $P_{630}$ 的相关症状,然后按照互信息和将这些症状排序,在表4-9中列出了常见症状。心脾两虚型失眠的主要症状是腹胀、乏力、四肢倦怠、便溏、纳差、舌淡、脉弱,这与本研究得到的结果相符合。由此分别得到治疗这群失眠症病人效果较好的处方 $P_{630}$(归脾丸),以及此处方治疗人群的典型症状。

表4-9 与处方 $P_{630}$ 药最相关的症状

| 序号 | 症状 | 序号 | 症状 | 序号 | 症状 | 序号 | 症状 |
|---|---|---|---|---|---|---|---|
| 1 | 目涩 | 5 | 乏力 | 9 | 苔薄略腻 | 13 | 纳差 |
| 2 | 便溏 | 6 | 脉濡缓无力 | 10 | 怔忡 | 14 | 大便次数多 |
| 3 | 腹胀 | 7 | 舌边有齿痕 | 11 | 面色㿠白 | 15 | 面色萎黄 |
| 4 | 脉弱 | 8 | 四肢倦怠 | 12 | 苔白 | 16 | 舌淡 |

**4. 结果解析** 研究结果一般显示出药物和适应证之间呈现出强烈的正相关性(皮尔森相关系数为0.96),证实"对症治疗"是中医医师在临床个体化诊疗中遵循的基本原则之一,"药症对应"的关系确实存在于中医实际数据背后;证实了中医医师在临床诊疗中是根据病人在临床中表现出的症状而对中医处方进行药物加减的。在此基础上,采用卡方检验法和基于网络扩展的药-症相关性分析方法(NetCorrA)进行药症知识发现,结果表明,基于网络扩展的药-症相关性分析方法能够过滤掉卡方检验结果中的假阳性药物-症状对应关系(比卡方检验的假阳率降低了10.81%),更好地发现真正的药物-症状对应关系。这些药-症关系知识从一定程度上能够反映出中医临床医师诊疗经验背后的理论认识,这对于发现总结和传承名老中医的诊疗经验具有重要意义。年轻且缺乏临床经验的中医医师也能够在日常的临床诊治中将这些药物-症状关系知识作为参考。处方是中医诊疗的基本方法和最终表现形式,从临床案例的疗效出发,对不同疗效的病人进行样本匹配、处方分析和对

症知识发现。基于该方适应证的临床诊疗数据,对样本进行疗效评价和倾向评分平衡匹配。提出药物富集分析法(HSEA)对临床处方进行有效性评价,并从中挖掘出对该人群有显著治疗效果的临床实际有效处方,这些处方在临床中可以直接用来治疗同类人群的病症。另外,采用条件互信息(CMI)和非直接关联全局消除法(GSIC)找到强相关的对症知识作为临床药物配伍参考。这样,从临床疗效的角度出发,进行了一系列从处方发现到对症知识挖掘的有效处方发现研究,得到了从临床实际诊疗数据中探索有效处方的完整方法。

5. **问题及展望**　本研究目前存在一定的局限性。首先,中医临床研究需要数据量更大的数据集作为支撑。名老中医有效方药发现研究所采用的数据集中,疗效评价为无效的样本数量较少,样本中药物和症状过于分散等现象对该方面的探索研究带来了许多不便。并且,对于药物名称、症状名称等专业术语仍需要进一步的规范。另外,药-症关系方面权威而标准的评价体系的缺失,也增加了对研究方法判断和分析的难度。其次,药-症关系知识发现中包含了许多种类的复杂关联关系,仅仅只考虑了药物功效之间的关系,这是远远不够的。药物在处方中是作为一个相互作用的有机整体进行医治疾病的,药物之间的复杂关系是药-症知识发现的重大影响因素之一,中药剂量也是影响复方构成及疗效的重要因素,未来仍需要从处方中药物之间的相关作用关系等方面,对研究中发现的可靠药物-症状关系知识进行进一步地研究,才能得到更加符合中医理论的研究结果。证候是中医临床诊断的主要内容,同时也是中医药物处方的根据,临床中"方证对应"关系普遍存在,也是中医诊疗中的基本原则,这个原则表明,即使不同的病人表现出相似的症状,如若他们被诊断为不同的证候,也应该为他们开具不同的药物处方。在有效处方的发现过程中,从"方证对应"的角度解读和挖掘处方和疾病之间的关系对于中医研究具有重大意义。中医处方理论中,中药主要是从其药效以及药性(寒热温凉四性)方面来描述展示,这一点与从症状出发的理念也有所不同。此外,鉴于数据样本量不足,以及算法模型的限制,目前处方中的剂量信息没能进行充分利用(为得到剂量方面的可靠分析结果,就剂量信息对特征空间增长的影响而言,增加5-10倍的样本量是必要的),该方面的分析挖掘研究尚存不足,有待进一步探索并优化。

作为中医临床诊疗中一种核心的疾病表型信息,症状这一被证实具有丰富关联分子机理的疾病表型,在临床诊断中的地位是至关重要的。处方药物是中医临床诊疗中基本的治疗方法,中医临床即是从个体化医疗的角度通过多种不同功效的药物组合求得最佳疗效。因此,有效处方、药物-症状关系的发现和药物-症状之间相互作用的进一步研究,对于发现中国传统医药的分子机理是很有意义的,对于中国传统医学从经验医学转向基于分子药理和症状的医学有很大的帮助作用。

**（三）定量与定性相结合的方法**

为做好有效方药的发现研究，既要运用定性研究方法，探索挖掘"无形"名老中医临床经验和学术思想。又要利用定量研究的方法，基于循证的方法，用科学的数据，说明有效方药的组成、主治病证及疗效情况。

**（四）有效方药研究的质量管理**

有效方药类临床研究及基础研究，均应在严格质量管理的前提下进行。

前期基础研究，以及之后的前瞻性研究，全部病例数据均应满足可溯源，证明数据来源真实可靠，全部记录均可通过医疗或研究机构查询到原始数据。

有效方药类临床研究，应在入组受试者之前在公开的临床试验注册数据库中进行注册。

临床试验实施过程，应符合国际通行的伦理原则和 GCP 原则，并接受伦理委员会的审查和监督。

成果转化研究中临床试验的承担机构，其设施与条件应满足安全有效地进行临床试验的需要。所有研究者都应具备承担该项临床试验的专业特长、资格和能力，并经过充分培训。

参与有效方药研究的研究者均应履行各自职责，并严格遵循临床试验方案，采用标准操作规程，以保证临床试验的质量控制和质量保证系统的实施。

临床试验开始前，研究者应就试验方案、试验的监查、稽查和标准操作规程以及试验中的职责分工等达成书面协议。

在临床试验设计与实施过程均需考虑临床试验质量控制：在使用症状、体征或量表评价有效性时，要重视对研究者评价一致性的质量控制，尤其是多中心试验时，研究者在临床试验实施前应接受统一培训。

参与临床试验的医疗机构临床检验实验室应当建立质量管理标准和标准操作规范，保证检测、诊断数据及结果的准确、可靠。要关注主要诊断指标或疗效指标多中心实验室的一致性和质量控制，建议使用通过卫生部临床检验中心的室间质量控制评价的实验室和检测项目，或通过 ISO15189 认证的实验室。

对于非实验室检查指标，如医疗器械检查（如血压检查、心电图运动平板试验等）或影像学检查（如 X 片、B 超、CT、MRI、超声心动图等）的指标，要选择临床公认，质量可控的测量方法和测量仪器，对检查过程要制定规范的 SOP，保证不同中心、不同人员检查测量的一致性，检查过程中要控制影响检查结果的人为或仪器的因素。

临床试验的安慰剂的应用可以有效地实行盲法并避免偏倚。对中药安慰剂制作的要求应是在临床研究专家都能认同该安慰剂无药理活性的基础上，安慰剂与研究的新方药在外观、颜色、气味、口味、包装、用法与用量方面保持完全一致。同时要经得起评价。避免因安慰剂制作质量的问题,导致临床试验实施中破盲。

研究者应在临床试验中对所有观察结果和发现加以核实,在数据处理的每一阶段必须进行质量控制,以保证数据完整、准确、真实、可靠。

成果转化研究的临床试验,应委派专门的监查员保证受试者的权益受到保障,试验记录与报告的数据准确、完整无误,保证试验遵循已批准的方案和有关法规。

研究者可委托第三方稽查人员对研究相关活动和文件进行系统性检查,以评价试验是否按照试验方案、标准操作规程以及相关法规要求进行,试验数据是否及时、真实、准确、完整地记录。

## 三、不同研究阶段的名老中医有效经验方研究方法

针对有效方药不同阶段,应选择定性研究与定量研究相结合的方法,研究的一般要求及方法包括以下几个方面:

### (一)有效方药发现及优化研究方法

有效方药的发现研究阶段属于雏形期,是对有效方药预期成果的发现、设计和初步形成期,其目的是形成有效方药成果应用雏形,掌握研究背景和前期基础,为后续形成成果产品奠定基础。

**1. 前期研究基础基本要求**　有效方药发现研究应建立在临床实际基础上,虽然名老中医在数十年的临床实践中,诊疗了众多患者,但出于某一特定方药的研究,具有一定数据的、处方相对固定的临床应用案例是有效方药形成雏形的必要条件。

以北京市为例,院内制剂一直是中医药界关心的问题。按照目前有关规定,院内制剂审批过程复杂,不能在院外流通,严重制约中医药事业的发展。二○○九年六月四日,北京市药品监督管理局发布了《关于扶持医疗机构中药制剂有关问题的通知》,对中药制剂研发、生产和使用进行新的探索,支持中药制剂的研发和使用,在全国中医药系统产生强烈反响。

这项政策为名老中医经验方制剂亮绿灯,支持和鼓励将名老中医经验方开发为使用方便的医疗机构中药制剂,在认真贯彻执行《医疗机构制剂注册管理办法》中有关中药制剂注册规定的同时,对在二级以上(含二级)医疗机构使用,具有由药事委员会保存五年以上(含五年)的备案记录、调剂记录和临床病历等资料的名老中医经验方,可简化制剂申报程序、加快审批速度。

更具体地讲,要求具有名老中医近五年 100 份可溯源、记录完整的病历资料,记录完整除了一般临床病史、诊断、方药外,还要求有明确的结局,至少就

诊两次，治疗前后有血、尿常规、肝肾功能等安全性指标。由于是面向院内制剂，中药的组方必须合理，药物加减也有一定的要求，如君药、臣药不能变化，佐使药可有适当调整。

2. **关键技术环节及要求**　本期的关键技术环节有三：一是确定产品的名称；二是产品来源、形成过程与科学基础，构建包括产品名称、处方组成、适应病症、功能主治等要素的产品雏形；三是分析产品的特点和优势等。

有效方药名称是成果的重要标识，名称应当准确、科学、简明、易懂，要反映该方的真实属性，符合中文语言习惯，同时符合国家有关法律、法规、规章、标准、规范的规定；名称要避免使用明示或者暗示治疗作用以及夸大功能作用的文字；通用名称符合中医方药的命名原则，其中剂型的表述应该按药典的规范表述，如胶丸应该称为软胶囊等。

有效方药源于经典名方、中医药理论、临床发现和现代药理研究结果等。经过临床证明疗效确切以及不良反应较小的经典名方的筛选要结合中药复方传统施药特点、药物的理化性质以及所治疾病的特点，理、法、方、药统一，证（病）-方-药对应，并可结合现代西医疾病诊断。

中医药理论是指导临床用药的重要理论基础，用中医理论进行阐述对所选处方治疗病证的合理性提供有力依据，要从科学性和严密性对其理论做进一步论证。

基于名老中医临床实践中发现的有效方药来源于实践经验数据积累，已在临床长期有效应用。应系统整理、归纳已完成的临床观察，分析其用药特点与用药人群，初步评价其临床疗效，并与已上市同类药物进行比较。还需要在研究中进一步确定其在临床应用时的药物组成、剂量、剂型，为确定其有效性与安全性提供科学依据。

来源于古今公开发表的有效方药，采用文献检索和研究质量评估的方法对临床试验报告、临床观察及名老中医的个案报道等进行评价，对有效方药相关的科学基础进行整理，科学评价其临床价值。

有效方药筛选需在继承传统中医药理论和经验的基础上，结合和借助现代的科学知识和先进技术进行，要求处方来源明确，组方合理，处方药味组成不宜过大，处方主治病证明确，处方中药材来源充足，炮制合理，质量符合国家标准。

有效方药临床适应证的确定要明确，主治范围以病证为主体，根据该方实际疗效特点，既可以是针对某些症状体征，也可以是中医证候，或是针对临床检验检查的病理改变，若该方主治针对的是西医疾病，一般需说明该西医疾病的中医临床特征（证候、症状特点）。

有效方药功能主治的制定，要抓住病证病机的关键。选题与处方确定之后,以传统医药理论为指导,结合临床实际来确定方药的功能主治,并作为药学与医学研究时所遵循的主线。

有效方药的特点与优势分析,需结合临床需求,坚持科学性、创新性、可行性和效益性的原则,从常见病、多发病、疑难病入手,掌握国内外相关研究和产品的应用情况,并与同类产品分析比较。说明其是否具有独特性与选择性,是否着眼于解决医疗实践上的问题;结合处方来源及应用经验,综合分析各方面的有效性信息,说明其转化为成果的优势。

基于临床资料的新处方的发现,可利用数据挖掘的方法,人机结合,以证据为导向,既要避免单纯根据中医理论推演出中药,也要避免纯用现代药理研究成果组合用药,数据挖掘、人机结合可将二者结合起来,形成既有理论指导,又有实践支撑的临床有效方药雏形。

**(二)有效方药的优化研究**

有效方药优化期是以有效方药雏形为对象,从方药组成的优化、剂型的优化、给药途径优化、产品制剂工艺(包括质量控制)优化、方药的药理、毒理和药效(临床前研究)的优化等几个方面对有效方药进行完善。其目的是优化有效方药的主要技术要素,使该方的临床功能主治定位更准确、处方组成更科学。

有效方药优化研究中应完成方药组成的优化过程,充分关注其原药材及方药的质控,生产工艺的要求,以及有关药品稳定性的数据。

**1. 优化方药组成** 通过优化方药组成,使之更接近于疗效最佳、毒副作用和蓄积毒性最小,具有制剂最简便、花费最少、服用和携带较方便等优点,根据处方针对具体疾病和证候、用药周期等不同情况对影响因素进行研究,找出组方最适宜应用方案,而使组方应用时得到较好的效果。常用的处方优化的方法有:

(1)复方整体研究:将一复方药物经一定方法制备成制剂后,将整个复方作为单一治疗因素,来探讨其药效药理作用的方法,从传统理论及现代医学的疾病种类两个方面研究。

(2)撤药研究:在全方药效评价基础上,从复方中撤出一味或一组药后进行实验,用以判断撤出的药味对原方功效的影响。如在明确黄芩汤全方药效的基础上,逐一将全方中四味药减去,与全方进行药效实验比较,证明了君药黄芩在全方中的主导地位。

(3)拆方研究:将复方分解成各个部分分别加以研究,借以探讨药物之间以及药物与复方整体之间的相互关系,包括:将复方的组成药物,按功效、配伍意义分为不同组别,来探讨药物组与药物组间的关系;探索复方药对的配伍规律;将复方组成的药物,逐味研究,以明确各药在方中的地位。

**2. 优化给药途径与剂型**　新方药的剂型是影响制剂质量稳定性、给药途径、有效成分溶出和吸收、药物量效快慢与强弱的主要因素,剂型的选择应以临床需要、药物性质、用药对象与剂量等为依据,应充分发挥各类剂型的特点,尽可能选用新剂型,通过优化给药途径与剂型,以达到疗效高、剂量小、毒副作用小、储运、携带、使用方便的目的。优化剂型多基于以下几方面:

(1)根据临床医疗防病治病的需要优化:急症宜速,采用滴丸、气雾剂、口服液以及注射剂等,如高血压及哮喘病人易在早晨发病,剂型设计可以考虑制成脉冲给药系统或缓释给药系统;慢性病用药宜和缓、持久,常用片剂、丸剂、胶囊剂、煎膏剂等,适合一些病情缓而需要调养和巩固疗效者,如蜡丸与糯米糊丸硬度大,崩解和药力释放慢,既可缓慢发挥疗效,又可防止剧烈成分刺激太大;皮肤病病灶表现在表,宜多用软膏、洗剂等外用;某些腔道疾病,如痔疮、阴道炎等可以用栓剂、酊剂等,局部给药。片剂、丸剂、胶囊剂携带方便,能掩盖药物不良气味,提高药物稳定性;溶解性差或在溶液中稳定性差的药物不宜制成液体制剂。

(2)根据药物及其有效成分的性质优化:中药制剂多由复方组成,成分多而复杂,其性各异。不同处方、不同药物、不同的有效成分应制成各自相宜的剂型。

(3)根据处方规定的口服剂量优化:中药复方水煎液如做胶囊或片剂,处方量一般不宜超过50g;处方日服量在80g左右者,易做成颗粒剂、丸剂或口服液;处方日服量超过100g以上者,药品的稳定性和有效成分转移率难以达到要求。

**3. 优化生产工艺**　合理的制备工艺是保证制剂质量的关键,在研究过程中以处方中各药味的理化性质和药理作用为基础,依据药物的性质、剂型的需要、法规的要求和生产的成本,选择主要影响因素进行考察。确定最终制备工艺及技术条件,绘出工艺流程图。制备、定性测定、定量测定方面要重视喷雾干燥、干法制粒、超滤、冷冻干燥、超微粉化及澄清剂技术等新技术、新方法的应用。

(1)药材基原选择优化:由于药材的产地、采收、加工、贮藏等因素对其质量的影响很大,在对生产工艺进行优化时,要注意基原品种、药用部位、产地、采收季节、加工、规格等级、主要有效成分含量等几个方面的问题。所用原材料应保持一致,尽可能地使用同一批药材完成全部的研究内容。慎选毒性中药,并应重视新技术、新方法的应用。一些新的制药技术对优化制剂工艺、提高制剂质量起着关键性作用,应积极开展相关研究。

(2)辅料优化选择:辅料是构成药物制剂的必要辅助成分,与方药制剂的成型和稳定、成品的质量指标和药代动力学特性有着密切关系,对新方药制剂的生产和药品疗效有重要作用。所用辅料的种类、规格及用量等的确定应有充分的科学性。辅料选择应考虑药物与辅料以及不同辅料之间的兼容性，必要时应进行兼容性研究。

**4. 优化质量标准**　质量标准的建立对保证药品的质量起着非常重要的作用。中药制剂处方中药味数多，成分复杂，质量标准的建立相对困难。根据质量研究的结果，确定必要的检测项目和合理的检测方法，制定质量标准。质量标准所用方法应具有充分的科学性和可行性，并经过方法学的验证，符合相应的要求。原料（药材、饮片、提取物、有效部位等）、中间体、制剂均应分别研究建立指纹图谱。还应进行原料、中间体、制剂指纹图谱的相关性研究。指纹图谱的研究应全面反映中药制剂所含成分的信息，必要时应建立多张指纹图谱。

**5. 优化药品稳定性**　安全、有效、质量可控是对药品的基本要求，产品稳定性是药品质量控制的重要组成部分，它将直接影响制剂的质量及用药的有效性和安全性。新方药制剂应进行稳定性影响因素试验、加速稳定性试验和长期稳定性试验等。根据处方、工艺及其所含成分的理化性质、药品的特点和质量控制的要求等选择能灵敏反映药品稳定性的指标进行研究。临床前稳定性研究的考察时间应能够保证制剂在临床期间使用的稳定性。如果将来需要申报生产，则要提供长期稳定性试验研究资料。

当有效方药的生产工艺、用法用量与既往临床应用不一致时，需要进行非临床安全性试验和药效学研究，以对有效方药的安全性和药效进一步确认和优化。药效学研究采用中医证候的动物模型进行；如缺乏成熟的中医证候动物模型，可进行与药物功能主治相关的主要药效学试验。

**6. 药理毒理学研究**　来源于古代或现代的名老中医有效经验方，有一定的临床应用基础，并且多数中药作用相对温和，中药复方制剂通过合理的配伍，也可能使毒性减轻。但由于现代中药可能运用新技术甚至新理论，与传统中药相比，物质基础和给药方式可能有明显改变，而有些改变带来的结果又是未知的，特别是当某些成分的含量明显提高后，其药理作用可能会明显增强，毒性反应也可能明显增大。所以，按照法规要求，需要从一般药理学、急性毒性、长期毒性、制剂安全性等方面对部分新方药进行进一步优化。

**7. 药理药效性研究**　有效性、安全性、可控性是新药开发考虑的三要素。药物是否有价值，除了保证药品的安全性外，有效性是至关重要的。故在新方药的优化筛选过程中，可采用生物活性跟踪法，以发现活性高的有效成分。应根据其立题依据、功能主治（适应证），选择合适的试验方法、试验动物、给药剂量、给药途径和观察指标，全面考察有效方药的药理作用及其量效关系。

名老中医有效方药来源于临床，其有效性研究应以临床研究为主，在设计临床研究时,要注意突出中医特色,注意对主治病证的观察,选择适宜的临床疗效评价方法,通过严格的管理,形成高质量的数据,为成果转化提供高质量的数据支撑。

**8. 药代动力学研究** 由多种饮片组成的名老中医有效方药,因组成成分很复杂,无法进行药代动力学研究。但是对于 1 类和 2 类新方药因有效成分或有效部位的含量已达到 90% 以上,使对药物作用的物质基础研究成为可能,故需要进行药代动力学研究。通过药代动力学研究,可了解药物在体内的吸收、分布和排泄过程,从而说明药物的作用特点,为有效方药的筛选提供依据,为临床用药提供指导。

对于以上经验方的优化工作,可根据经验方成果类型进行选择,如目标为一般临床汤剂的应用方案,则仅需要进行方药的组成、制剂及剂型的优化,如果要转化为院内制剂或面向新药开发,则可根据需要包括以上 6、7 或 8 项。

**(三)有效方药的初步评价研究**

在有效方药应用于人体的药效作用初步评价研究阶段,应初步评价该方药对目标适应证患者的有效性和安全性,并为确证和比较优势期临床研究确定给药剂量和给药方案提供依据。同时,本阶段也是进行药物风险 / 受益初步评估的研究阶段。本期又称为预试验期。

尊重、保护受试者的权益、安全和健康是临床试验伦理学的基本原则。预试验期进行的临床研究必须有充分的科学依据。临床试验的设计与实施应符合赫尔辛基宣言等国际公认的伦理原则,同时要符合我国药品 / 保健品注册相关法规,符合我国《药物临床试验质量管理规范》《药物临床试验伦理审查工作指导原则》等相关要求。对受试者的权益、安全和健康的考虑必须高于对科学和社会利益的考虑。

预试验期作为探索性研究阶段,可以采用多种试验设计方法,如同期对照和自身对照或开放试验、三臂试验设计(试验药物、阳性药、安慰剂)、剂量对照试验、剂量 - 效应关系的研究等。

预试验期一般需进行多个临床试验,不同的新方药可能面临不同的试验探索问题,需要对研究的新方药具体分析,明确需要探索的试验目的,并分清主次。包括探索目标适应证下不同的疾病人群,给药剂量、给药次数、疗程及评价指标、观察时点等。

预试验期有效性指标可以选择公认的临床终点指标或替代指标,也可以根据试验目的选择其他适宜的指标。需对预试验期临床研究结果进行评估:包括有效性指标的敏感度、疗效评价标准是否可行、剂量、疗程是否合理、观察时点是否需修订、安全性指标是否足够以及各试验中心一致性等问题。

预试验期结束时,应进行风险 / 受益评估,确定是否具有继续研发价值。

预试验期研究结果应能够为确证和比较优势期研究推荐合理的临床定位、拟用于治疗目标适应证的分型、分期、病情情况等，以此确定确证和比较优势期目标适应证人群、对照药物的选择、主要疗效指标、安全性指标、给药剂量、给药方法、疗程等，并设计有效性及安全性适宜的观察时点，以及为保证多中心一致性所建立的相应质量控制措施等。

### （四）有效方药的确证研究

有效方药的确证研究应基于预试验期的研究结果，选择合理的目标适应证人群、干预剂量、干预方案和效应指标。设计和实施严格随机对照、充分盲法的临床试验，证明目标适应证患者是安全有效的，其受益大于风险，为成果转化提供充分的依据，也是制定有效方药说明书的重要依据。

本阶段研究样本量的确定主要依据预试验阶段试验结果并结合已发表的相关研究文献来保守估算，Ⅰ类错误率常取单侧 0.025，Ⅱ类错误率应不大于0.2，有多个主要指标或多个分组时要考虑是否对Ⅰ、Ⅱ类错误率进行调整。

本阶段研究主要疗效指标应选择公认临床终点指标或替代指标。为加强临床试验质量控制，如有必要，针对主要疗效指标或疗效评价的关键内容可采用第三方评价。

根据新方药目标适应证、疗程、给药途径、已知毒性靶器官、中医理论和既往临床应用经验等设计全面的安全性指标，并有足够的暴露时间及病例数以评价其安全性。

确证研究应基于对已有同类成果的合理评估。选用有充分临床研究证据，且当前临床普遍使用的同类成果中疗效较好的药物作为对照。所选择的对照适应证应与新方药拟定的适应证一致，且其使用的剂量、给药方案是该药的最优剂量和最优方案。在选择同类成果进行比较时，还应考虑新方药与同类成果在功能主治、中医辨证分型上的可比性。

在双盲试验中，如果已有同类成果药物与新方药在形、味、用量用法等方面差异较大，可采取双模拟的技术进行双盲设计。

本阶段研究结束时需明确：新方药目标适应证、所纳入的疾病人群、主要疗效指标的结果、给药途径、用法用量及疗程、足够支持成果登记和注册的安全性数据，并根据临床试验数据进行全面的风险／受益评估。

风险／受益评估是在药品质量可控、均一稳定前提下，在非临床安全性研究结果、临床有效性和安全性研究结果以及临床使用中发现的不良反应信息基础上，对新方药的风险和受益进行综合权衡，做出评价结论。风险／受益评估不局限于所研发新方药的安全有效性，还应该与已有同类成果进行必要的比较，综合进行评估。

如果有些疾病（或疾病的某些阶段）目前尚缺乏有效的治疗药物，风险／

受益评价需要通过对药物的临床疗效与疾病的自然进程、药物的安全性与疾病本身的风险进行比较,以明确新方药是否使患者受益同时承担较小风险。

## 四、有效方药研究结果表达

### (一)有效经验方的命名及内涵

有效方药应具备名称、形态、构成与内容、功能、应用条件、临床应用研究资料等六个基本要素。

有效方药名称是标识成果的核心要素。每一种成果都应有一个能反映其形态类别和内容特征的专属名称。名称是一种成果区别于其他成果的基本标志,是成果的代号与品牌。临床研究产出的同一内容,如果表现为不同的成果形态,应使用不同的成果名称区分。

不同形态的成果包含各自不同的构成与内容,如方药、成分组成、剂型、剂量规格、用法、生产加工工艺等。

成果功能主要是指其功能定位,包括功效、作用、适用范围、应用禁忌等。

应用条件是指成果在应用过程中需要依赖的外部环境和人员资质等条件。

临床应用研究资料,包括证明本成果安全性、有效性、稳定性的研究资料,以及本成果的比较优势资料。

### (二)名老中医有效方药研究结果表达

对于未转化为新药、院内制剂的有效处方,属学术类有效方药,研究结果的表达如下

1. **方名**　经验方或自拟方可自己命名;如在前人或他人处方加减化裁,或以原方加减,可用"×× 方加减"或"加减 ×× 汤(方)"或"复方 ×× 汤"。但无论其来源为何,要注意尊重原处方作者,并符合方剂命名原则。

2. **来源**　详细说明处方来源、应用、优化筛选或演变过程及优化筛选的依据等情况。来源于古方的详细说明其具体出处、演变情况,现在的认识及其依据。已有临床应用经验的根据实际应用情况提供有效性和安全性方面的信息,根据有效方药的级别应用动物或 / 和人体的药效、毒理和临床的文献资料或正式临床研究前的处方优化筛选中的试验研究资料来说明。

根据处方来源不同,可分为四类:①自拟方,为名老中医自己总结的经验处方,要注明某某老中医自拟方;②古方,来源于前人的处方,在古典医籍中有记载,应注明出处;③经验方,属于他人的经验处方,来源清楚的应注明;④其他,来源于民间或者其他出处。

3. **组成**　药物组成应全方列出,并按君臣佐使顺序排列。药名按国家药典或有关标准颁布的正式名称书写,缺乏标准的以权威的专业书籍所载为准。

并注明炮制方法及常用剂量,剂型、煎服方法和注意事项。

4. **功能**　用规范的中医术语概括该方剂的主要功能。对直接调整和改变生理生化指标或引起组织病理学变化的功能的表述要慎重,或在临床应用中介绍。

5. **方解**　以中医组方配伍的理论,分析该方的组成和功能。要求分析君臣佐使的组成规律和功能效用,分析组成本方药物的药性功能,指出本方药物的配伍特点、特别是关键药物的配伍和作用,综合分析全方的功能。

6. **主治**　明确本方的主治病症,应以规范的中西医病名或病症进行表述,明确其证候特点。主治病症较多的按主次先后排列。主治病症是针对西医疾病的,可以直接以西医病名表述,但应明确其适应范围和证候特点。

7. **临床应用及加减化裁**

本项主要阐明该方的临床应用的情况,指导临床正确使用。应包括三项内容:①根据主治病症,详细论述该方的适应范围和条件,如临床表现、舌脉特点、体征和有关指标,以及临床应用体会;②该方的特殊使用情况;③该方的加减化裁规律。

8. **不良反应**　说明本方使用过程中可能出现的不良反应及其概率,如前期研究未发现不良反应,亦需要明确说明。

9. **注意事项**　说明该方的禁忌或使用时的注意事项。包括不同人群(如老人、婴幼儿、孕产妇等)、不同证候、病人的特殊情况、煎服药方法、不同药物合用宜忌、饮食宜忌等。

10. **参考资料**　提供该方既往研究的有关信息资料。主要包括三个方面的内容:

(1)该方应用的研究情况:对该方及其主治病证是否进行过临床总结或系统研究,有无相关的科研课题,有无规范的临床观察研究,以及研究报告和论文发表的刊物。特别是临床研究结果或临床总结报告的简要情况。

(2)该方制剂研究情况:该方或以该方为主加减而成的处方,是否研制为其他剂型;是否开发为新药,或院内制剂以及推广使用情况。

(3)本方推广应用的情况及其他与本方有关的研究或临床资料。

**(三)有效方药成果转化过程中阶段成果的表达**

有效方药研究每一研究阶段,均应形成研究综述。研发阶段结束后,应撰写综合研究报告,报告成果转化研究的全过程。

1. **有效方发现及优化阶段成果的表达**　有效方药雏形期和优化成型期研究综述,包括以下内容:

(1)处方来源:详细说明处方来源、应用、优化筛选或演变过程及优化筛选的依据等情况。来源于古方的详细说明其具体出处、演变情况,现在的认识及其依据。

方名：经验方或自拟方可自己命名；如在前人或他人处方加减化裁，或以原方加减，可用"×× 方加减"或"加减 ×× 汤（方）"或"复方 ×× 汤"。但无论其来源为何，要注意尊重原处方作者，并符合方剂命名原则，功能主治（适应证），处方中君、臣、佐、使及各自功用（如非按照中医理论组方，可略），用法用量、用药特点。

（2）前期临床研究或药理研究情况：已有临床应用经验的根据实际应用情况提供有效性和安全性方面的信息，根据有效方药的类别及级别，应用动物或 / 和人体的药效、毒理和临床的文献资料或正式临床研究前的处方优化筛选中的试验研究资料来说明。

（3）立题目的优化：优化新方药品种的研发目的，其论述应该明确、具体。拟定的主治病证（适应证）或适用的人群，应考虑研究方案实施的可操作性，并符合临床实际。要考虑拟定的适应病证的治疗现状，存在的问题，有效方药拟解决的问题、作用特点和本立题的意义。

（4）对主治病证、治法与处方的优化论述：简述临床适应病症、用法、用量、疗程、疗效特点、安全性情况。根据药物作用特点，拟定的主治病证（适应证）要与中西医疾病、病情、分期、分型、中医证候等方面相适应，结合已有的研究资料对拟定适应证提供依据并加以阐述。说明拟定适应证的合理性，并反映其下一步临床研究的思路。

（5）有效方药学优化：对剂型选择、工艺研究、质量控制研究、稳定性考察的优化结果进行总结，分析各项研究结果之间的联系。结合临床应用背景、药理毒理研究结果及相关文献等，分析药学研究结果与药品的安全性、有效性之间的相关性。评价工艺合理性、质量可控性，初步判断稳定性。

**2. 有效方药的初步评价及确证期结果的表达**　有效方药的初步评价期（即预试验期）和确证期（即确证优势比较期）临床研究报告应结合有效方药特点，科学、客观、规范地撰写，力求文字简练，逻辑合理，重点突出，从以下三个方面对临床研究进行综述。

（1）方药概况：处方（组成、剂量）、剂型、辅料组成、制成总量及规格。明确处方中是否含有十八反、十九畏及毒性药材。毒性药材的主要毒性及日用量是否符合法定用量要求。原药材、辅料的质量标准出处。

（2）主治病证、治法概况

1）适应病症的病因、病机、治疗等研究现状及存在的主要问题；简述与国内外同类方药的比较，方药药物特点和临床定位。

2）如为改变给药途径、改变剂型的有效方药，则需简要说明所改剂型、给药途径的合理性依据，说明原标准出处，比较现标准与原标准的功能主治、日用原料药量是否一致。

（3）临床应用概况

1）是否有临床应用史，有无不良反应报道。

2）临床试验时间、临床试验病症、病例数。

3）临床试验负责单位，临床试验参加单位数目。

**3. 完成成果产品化的有效方药成果的表达** 按照国家相关管理部门相关说明书的规范进行表达。

## 五、有效方药发现及传承的效果评价

### （一）名老中医有效方药的传承

有效方药的传承可通过多种方式进行有效传承，主要有以下几种方式。

**1. 作为学术思想及临床经验的载体进行传承** 数千年中医药学术的传承，有效方药是一种重要载体，在当代亦是如此。中医的发展，是基于临床实践的理论提炼，在前人理论及实践的基础上，传承创新，不断总结出针对临床新问题的有效治疗方药，进而形成新的理论，螺旋式上升，促进了中医药的发展。

因此，学者在传承名老中医有效经验方时，既要掌握方剂配伍、剂量等相对固化的知识，更要分析处方的君臣佐使关系，挖掘其蕴含的中医理论，包括对特定病症病因病机、治则治法的理论认识，对中药理论的创新认识等，才能做到传承中再次创新，使有效经验方成为解决临床新问题的突破口。

传承人作为有效方药传承人的载体，在有效方药传承研究中，应全面掌握有效方药的相关理论及临证应用方法。

**2. 作为方药类成果产品进行传承** 有效方药可转化为保健食品、协定处方、院内制剂、新药等成果产品进行推广应用，特别是转化为新药、保健食品后，成果得到国家确认及保护，使有效方药应用范围更加广泛，有利于该方药服务患者，相关人员及单位亦可获得一定的效益，进而促进健康产业的良性发展。可见，加强名老中医有效方药产品化，是目前应加强的工作。

### （二）传承效果的评价

对不同的传承方式，进行传承效果的评价。

**1. 有效方药学术及应用指南传承效果评价** 可通过 Q 方法等调查问题，或模拟案例等方法，评价传承人对该方所蕴含的学术思路及该方的要素等应用指南的掌握程度。对传承人的考核，最好应有名老中医本人参与，其他传承人也可参与，考核过程中，名老中医可随机选择相关问题进行考核，可采用考核者回答、传承人回答，名老中医本人评价，或名老中医本人自问自答等方式，寓学习于考核，寓考核于学习，通过评价考核，进一步完善有效经验方相关理论及传承应用规范。

**2. 成果产品化及应用评价**

（1）评价的分类及原则：临床科研成果评价应遵循独立、客观、公正的基本原则。有效方药研究的目标为院内制剂、新药等产品时，其评价包括认定性评价和比较优势评价。认定性评价确认评价对象是否能认定为成果，比较优势评价对成果的相对技术水平进行评估。

临床成果的评价，主要依据申请者提交的各关键技术环节的研究报告，对成果研发过程的合理性和技术要点进行评估。

（2）有效方药的上市后再评价研究：成果的再评价一般在成果登记后进行，有效方药转化为新药、院内制剂等成果并完成登记，进入临床应用后，应对其在广泛应用条件下的效应、安全性、干预时机、可及性、卫生经济学等方面展开再评价研究。有条件时，应进一步完善提升。本类评价要求在其临床应用过程中和计划的周期内，对实用性、可操作性、成本效益，以及推广应用范围和机构数量等实际情况，进行充分，合理的评估。

成果的评价和再评价应由独立的第三方专业评价人员进行，评价过程中可组织领域相关专家提供咨询参考意见。

针对成果的效应、安全性再评价研究，应重视成果在儿童、孕妇、老人等特殊人群中的效应和安全性评价。

有效方药类成果，应对成果治疗干预的介入时机及适用人群进行研究。评估使用的利益与风险关系，探索新的适用范围和发现、确定新的禁忌范围等。

## 六、名老中医有效经验方传承研究应注意的其他问题

### （一）有效方药传承研究的成果转化方法

根据有效方药成果形式，成果转化过程中要合理定位，充分利用国家对中医药有效方药的政策及科研项目支持，开展有效方药的成果转化研究。主要有以下几种方式。

**1. 纳入科研项目，促进成果转化**　现以北京市项目为例说明。十病十药项目是首都中医药发展史上第一个由北京市政府直接领导，政府多部门联合推进的中药研发专项，是健康北京行动的重要举措之一，也是北京市推进医药卫生体制改革的重要措施之一。

（1）纳入医保：十病十药药品可受到北京市政府政策支持，将可实现医保报销。通过本项目实施，患者有望服用质优价低的中医药治疗十种高发危险疾病，包括治疗艾滋病、乳腺癌、肿瘤、冠心病、慢性肾病、脑梗死等十类疾病的12项中医药研究成果，已成为十病十药的首批支持项目。

"十病十药"计划启动后,筛选出的有效方剂通过研发,开发成院内制剂,经批准后可在指定医疗机构调剂使用,"比如出现甲流等突发公共卫生事件时,获得批准的院内制剂就可以推广应用,而非仅局限在医院里"。对"十病十药"医疗机构制剂将优先纳入本市医保报销范围,"十病十药"新药品种也将优先纳入本市基本医保报销目录,以保证患者使用质优价廉的药品。

（2）保障研发:市经信委和市科委将连续三年、每年投入 4000 万元用于支持"十病十药"的产品研发和生产,鼓励支持从事中药研发的企业参与品种转让,并通过网络和召开推介会等形式,尽快实现品种转让并开始立项研发。北京市卫生局表示"十病十药"药方的征集将常态化,随时接受符合征集标准的项目申请。目前,卫生部门正在建立"十病十药"的交易成果供需平台,寻找"婆家",并将对入选的研发品种进行网上公示。

（3）政策保障:"十病十药"建立了政府主导、产学研用一体的中药研发机制,北京市中医管理局和北京市科委、北京市发展改革委、北京市经信委、北京市财政局、北京市人力资源与社会保障局、北京市知识产权局、北京市卫生局、北京市药监局、北京市工商局、北京市金融局、北京市政府新闻办共 12 个委办局联合推进。建立了征集（解决来源）、筛选（解决品质）、研发（解决质量）、评估（解决价值）、交易（解决转让）、转化（解决应用）的中药研发新路径。形成了政府多部门的力量集成、政策集成和资金集成的 8 项支持措施和鼓励创新、转化和产业化的 12 条突破政策的创新保障体系。"十病十药"建立起了严格的征集和筛选标准,建立起科学的筛选流程,已成功筛选出第一批"十病十药"研发品种。制定了科技成果类、医院制剂类和中药方剂类 3 个类别的专业筛选评价表,确立了"成熟一个,支持一个"筛选原则,建立起专业筛选和综合论证筛选方法,确立了入选项目不同类别给予不同层次的支持方式。

（4）预期成果及效果:通过实施,取得如下成果:

1）推动新药研发,扩大院内制剂使用范围:北京有许多知名度很高的老中医,他们在多年临床诊治过程中摸索出许多偏方和制剂,也有许多医院借助老医生的经验开发出新的中药,例如北京市儿童医院的肺炎合剂和首都儿科研究所的杏贝止咳祛痰口服液。这些药在临床上应用多年,均已经有明确的效果,但是按照国家药监局的相关规定,除非在特殊情况下,这些药可以在其他医院或者是院外使用,否则,院内制剂基本上只能在一个医院使用,仅为一家医院中就诊的病患下方。"十病十药"的出发点之一就在于扩大这些院内制剂的使用范围,因为开发出新的成药后,就可以在全国范围内销售,为更多的患者解除病痛,服务于更大的范围。

2）搭建转让平台,促进药企联合创新:北京市有中药企业 60 多家,除北京同仁堂外,大都受制于实力而难以得到很大的发展。2008 年,全国中成药工业企业利润总额 100 强中,北京只有 3 家企业上榜,且都隶属同仁堂集团。2009 年,全国中药企业总产值达 2300 亿元,北京仅为 42.7 亿元。同年,全国中药新药研发品种共 92 个,北京市仅有 6 个。医药是战略性新兴产业,它不同于其他产业,科技含量高、投入也高。另外,新药开发周期过长,一般要5~8 年,其中的可变因素很多,会增加企业的投资风险。由政府做"中间人",将企业和研发者联系到一起,在合作和信誉上都有保障,而医药企业较早介入研发,也能降低项目风险。"十病十药"是一个大盘子,将那些发病率高、死亡率高、治病负担高的大病作为科技研发投入的重点,一是希望通过科技改善北京市民的健康状态,同时,也是希望结合市场化的方式,带动企业创新研发,促进其规模化发展。

3)政府持续支持,产业未来有预期:北京市科委对中药产业在研发上给予大力的支持始于从 2000 年,到目前为止总计投入经费超过 1.2 亿元,支持了上百个项目的开发。例如,2003 年,针对同仁堂名优产品的升级换代和现代中药在生产过程中存在的科技需求,北京市科委曾资助其开展"六味地黄等十种名优方药的二次开发"。二次开发是选择同仁堂集团多年来在市场上反映的疗效确切、年销售额在千万元以上的名优品种。主要是从临床疗效的研究出发,借助北京特有的技术和人才优势,以中医理论为指导,引入现代工艺技术,进行产品的产业化升级改造,以巩固同仁堂的品牌优势和提升北京中药产业的核心竞争力。其中最为突出的是剂型和品种的多样化,经过改造后的同仁堂古老的中成药从汤剂、大蜜丸走向水蜜丸、滴丸等,适应的人群更多了。有关数据显示,这 10 种名优方药目前已占到整个同仁堂集团年销售份额的 50%。

经过评审,中国中医科学院广安门医院益髓生血颗粒、首都医科大学附属北京中医医院养阴益气合剂、北京中医药大学东方医院芥子咳喘软膏、中国人民解放军总医院克优凝胶剂、护国寺中医医院跌打紫金丸、中国中医科学院西苑医院清血颗粒、北京市鼓楼中医医院滋肾增精丸等入选。

**2. 院内制剂申请** 根据北京市《关于扶持医疗机构中药制剂有关问题的通知(2009)》,政府出台文件,支持和鼓励将名老中医验方开发为使用方便的医疗机构中药制剂,但该文件最低要求为,申请者须提供名老中医近五年100 份可溯源、记录完整的病历资料,记录完整除了一般临床病史、诊断、方药外,还要求有明确的结局,至少就诊两次,治疗前后有血尿常规、肝肾功能等安全性指标。由于是面向院内制剂,中药的组方必须合理,随症加减也有一定的要求,如君药、臣药不能变化,佐使药可有适当调整。要完全满足这些要求,并不是一件容易的事。因为在临床实际中,中医临床记录相对简单,患者普遍认为中药安全性较高而拒绝于治疗前后均进行安全性指标的检查；同时，因药随证变，名老中医临证加减变化较多，常超出相关要求。本项政策出台后，院内制剂的开发并未明显增加，名老中医有效方药的转化仍然面临着困难。

中药院内制剂多为当地医院名老中医及多年专科临床经验总结而成，是老中医经验的结晶，代表一个医院、一个专科、一名专家的特色和优势，是专科发展的必然产物，每个好的中医院或专科都离不开院内制剂。但由于院内制剂管理政策掣肘，出现严重萎缩，众多制剂因审批困难而放弃使用，制约了中医药的自主创新能力，中医药科研受阻，中医传承发展受到挑战。院内制剂多数已经获得临床实践的检验，很多中药制剂在审批以前临床观察年限或病例数量实际上远远比当前药监部门的各种监测数据丰富，完全依靠现有管理制度，对这些中药制剂，特别是院内制剂加大限制，势必制约和阻碍中医事业发展。2016 年 3 月，在全国两会上，曾有全国政协委员提出，中药院内制剂是中医院的一大特色，但有的院内制剂获得临床批件需要 10 年左右，到临床结束获配制批件至少还需要 3-4 年。院内制剂开发既不算科研课题，晋职奖励又不能体现，只是出于学科建设和临床需求，科研人员费力不讨好，影响研究人员的积极性，导致众多制剂因审批困难而放弃使用。建议应给中药院内制剂松绑，由审批制改为备案制，由同级中医药行政部门备案，由医疗机构自主管理，保证质量，保证安全。这样将给院内制剂提供生存发展的空间，才能充分发挥中医药专科特色，推动中医药事业健康发展，让中医药在医改中发挥更大的作用。另外，籍于目前管理制度，院内制剂仅能用于申请制剂的医院，应用受到一定的限制，如该方有较为广泛的应用前景，则可面向新药开发的目标。

可喜的是，2016 年 12 月 25 日，第十二届全国人大常委会第二十五次会议通过了《中华人民共和国中医药法》，该法将于 2017 年 7 月 1 日正式实施。中医药法指出，国家鼓励医疗机构根据本医疗机构临床用药需要配制和使用中药制剂，支持应用传统工艺配制中药制剂，支持以中药制剂为基础研制中药新药。对院内制剂要求有所放宽，提出生产符合国家规定条件的来源于古代经典名方的中药复方制剂，在申请药品批准文号时，可以仅提供非临床安全性研究资料。具体管理办法由国务院药品监督管理部门会同中医药主管部门制定。虽然要求医疗机构配制的中药制剂品种，应当依法取得制剂批准文号。但是，仅应用传统工艺配制的中药制剂品种，向医疗机构所在地省、自治区、直辖市人民政府药品监督管理部门备案后即可配制，不需要取得制剂批准文号。这一政策的出台，将大大提升名老中医有效经验方的推广应用，促进有效经验方的成果转化。

**3. 新药开发**　处方提供者,可与医院新药研发中心、专业的中药研发机构或药品生产企事业合作,本着互惠互利的原则,经平等协商,可面向新药开发的基本要求,进行研究方案设计,完成相关研究,提交新药评审,如能通过评审,则可获得新药批号,形成在全国范围内服务大众的新产品。

**4. 形成有效方药临床应用指南**　由于临床疾病的复杂性及个体差异,中医具有个体化医学的特点,院内制剂、新药开发均要求固定处方药物组成,与中医临床辨证论治的思想有一定的差距。临床中,名老中医常常是一病不拘泥于一方治疗,一方常可治疗多种病症,在中医理论指导下,有效经验方成果常难以用一方一药的产品化完整体现名老中医的临床经验及学术思想,多数为中医理论指导下的临床应用方案,为此,应用以上方法,形成体现名老中医创新学术思想及丰富临床应用经验的《有效方药临床应用指南》亦是有效经验方的重要成果。"十二五"国家科技支撑计划在这方面做了有益的探索,依托"名老中医临床经验、学术思想传承研究"项目课题"名老中医特色有效方药传承研究"课题,以系统总结、提取薛伯寿、路志正、颜德馨、钱英4位名老中医的有效处方为研究示范,基于名老中医临床数据库,结合专家访谈、临床研究,建立名老中医有效方药发现、优化的方法和技术平台。通过回顾性研究与前瞻性临床研究结合,形成宣透解毒饮、运脾通心方、益心汤、榭芪方四个有效经验方的传承应用规范,并对传承效果进行验证和评价,同时形成具有时代特色的名老中医有效方药传承应用团队,培养一批中青年名中医及优秀传承人才。

**（二）有效经验方传承研究的知识产权问题**

名老中医有效方药是专家数十年临床工作形成的成果,是专家智慧和劳动的结晶,在有效方药研究中,应充分考虑老专家的独特贡献,充分尊重及保护其知识产权,体现其成果价值。要尽可能尊重名老中医的意见,保持处方的原貌,保持名老中医对中医理论的独特认识,充分结合临床应用案例,我们学习研究时,看到的是名老中医对临床特定病证的理、法、方、药的整体认识及解决临床问题的独特方法。

有效方药的知识产权保护,需要在国家相关政策法规规定的范围内,合理合法地进行,要注意以下几点:

1. 申请人要重视知识产权保护的重要性,增加知识产权保护意识。在整个研究中,要在名老中医知情、研究者保护的环境下开发相关研究。

2. 及时完成相关知识产权申报,正确处理成果发表及知识产权保护的关系。

对于名医名家的独特贡献,符合国家相关法律法规的,可以通过申请专利等方式,加以保护。为此,必须按照申请专科的要求,在申请之前,不能将关键技术内容发表,如已发表,则无法再申请专利保护。如不宜外传的保密处方,也可通过申请新药等方式加以保护。

### (三)有效方药的安全性问题

有些名老中医在用药和组方配伍中,根据自己的经验,特别是在一些疑难重症的治疗中,敢于打破常规,大胆用药。如善用毒性药物或用生药,取其气雄力宏;或用量较大,有的大于常规用量几倍至几十倍;有的善用相反相畏之品,取其相反相成之效。这些用药特色,是名老中医的宝贵经验,值得我们很好的学习研究。虽然在进行新药等成果转化时会遇到政策等诸多方面的困难,但我们可以进一步明确其临床适应证,掌握处方临床应用的注意事项,使这些具有独特临床疗效的经验方加以保留。这些经验在学习应用时需慎重对待,不可简单照搬照用。

在临床具体应用时,要十分慎重。既要注意患者地区、个体体质、季节、疾病等因素,因人因地因病施宜;有些药物用法用量与药典规定严重不符时,涉及药品管理法规和用药安全问题,为保证用药安全,应注意对某些药品的特殊煎服法或配伍方法,以达到解毒增效的作用,同时,要密切观察患者服药后的病情变化,包括效应指标的变化及安全性指标的变化,中病即止,既要确保临床疗效,又要防止出现不良反应。

### (四)有效经验方传承研究的伦理学问题

一般认为,临床研究是为了创造或增加普适性知识,为公共利益或集体利益服务;而临床实践的目的则是满足个人或特定群体的需求并使其受益,因此在一般的临床研究中,临床研究和临床实践有很大的差别。美国1978年发布的《保护人体试验受试者的伦理原则和守则》即《贝尔蒙特报告》这样回答,总体而言,"治疗"仅仅为了改善单个患者的健康并有合理的成功性预期的干预行为,医学或者行为治疗的目的在于为特定的个人提供诊断、预防处置或者疗法;"试验"表示一种被设计来验证假设、得出结论进而发展或者促进总体知识的发展的一种行为,以理论、原则或者对相互关系的表述的方式进行表达,试验一般具有一个正式的方案,其中设定有目标和实现目标的程序。

对于临床治疗、试验的界限,主要有主观和客观两种观点。主观说认为,应以医生的目的,或者说是首位目标作为区分临床治疗和试验的界限;客观说认为,试验区别于治疗的特点在于对受试者具有的风险和缺乏对受试者的治疗利益,判断一种行为是治疗还是试验应当从客观属性入手。临床有效方药发现研究初期,属真实世界临床研究,参与者既有临床医生也有研究者,从医生的角度首位目标与常规诊疗无二;客观上分析,患者(同时作为受试者)其临床医疗本身没有风险且并不影响其利益,与常规诊疗基本一致。

即便从研究的视角看,临床医生面对每一个患者综合临床信息、最佳证据、个人经验和患者意愿形成最佳诊疗方案,进而通过更多的患者不断总结提升临床能力,这本身就是一种研究的过程;而以上特点分析显示,真实世界研究实际上是基于众多医生、众多患者就诊过程综合研究,可以看成是临床实践的延续,一定意义上更好地统一了临床研究和临床实践的目的,且研究风险小于最小风险。

尽管如此,在临床数据二次利用过程中,涉及数据提取、加工、挖掘、成果发表等工作,涉及患者健康档案信息的利用,宜建立充分保护患者隐私的实施方案,同时应获得伦理委员会的审核同意。

在有效方药优化及确证阶段,研究主要是为了证明该方的有效性,增加了对方药组成、给药方式等方面的限制,因而涉及相关伦理学问题。申请者应提出申请,请相关伦理委员会批准。

# 参 考 文 献

[1] 李振吉. 中医临床研究成果产品化方案研究[M]. 北京:人民卫生出版社,2015.

[2] 江丽杰. 多医师辨证论治失眠有效治疗方药的发现研究[D]. 北京:中国中医科学院,2014.

[3] Rosenbaum P R, Rubin D B. The central role of the propensity score in observational studies for causal effects[J]. Biometrika, 1983, 70(1): 41-55.

[4] Zhou X, Chen S, Liu B, et al. Extraction of hierarchical core structures from traditional Chinese medicine herb combination network[C]//Proceedings of 2008 International Conference on Advanced Intelligence. Beijing: Chinese Association for Artificial Intelligence, 2008: 262-267.

[5] A. Subramanian, P. Tamayo, et al. Gene set enrichment analysis: a knowledge-based approach for interpreting genome-wide expression profiles[J]. Proceedings of the National Academy of Sciences, 2005. 102(102): 15545-50.

[6] D. Merico, R. Isserlin, et al. Enrichment map: a network-based method for gene-set enrichment visualization and interpretation[J]. PloS one, 2010, 5(11): e13984.

[7] Ollivier H, Zurek W H. Quantum discord: a measure of the quantumness of correlations[J]. Physical review letters, 2001, 88(1): 017901.

[8] Zhou X, Menche J, Barabasi A-L, et al. Human symptoms disease network[J]. Nature communications, 2014, 5: 4212.